なぜヒトだけが老いるのか

小林武彦

講談社現代新書

2707

はじめに

私たちは、最初から死ぬべきものとして生まれてきています。生まれるのは偶然です。女性だったり、男性だったり。人間であるのも偶然です。しかし、どんな生き物でも必ず死にます。切っても死なないプラナリアも踏んづけられれば死ぬし、少し水温が上がっただけで全滅します。「死ぬもの」だから、「生きもの」なのです。

前作『生物はなぜ死ぬのか』では、生物は「変化と選択」を繰り返す「進化のプログラム」によって、今ある姿・形・性質の全てを獲得したことをお話ししました。生物は進化によって作られたのです。

進化のプログラムを動かす「変化と選択」の「変化」とは、いろいろなもの（多様性）ができること、「選択」は死ぬこと、と言い換えることもできます。「死ぬこと」は進化する上で必要であり、言ってみれば、これまでの地球上のさまざまな生き物の無数の死のおかげで、私たちは少しずつ進化し、現在までたどり着くことができたのです。「生物はなぜ死ぬのか」ではなく、死ぬものだけが進化できて、今存在しているのです。

別の言い方をすれば、死ぬことは「他者を生かす」という意味にもなります。つまり全ての生き物は、偶然、勝手に、利己的に生まれますが、死ぬときには、結果として他を利するかたちで、公共的に死んでいくのです。

死はこのように、その個体、ヒトの場合はその個人にとっては終わりでも、地球上の生命にとっては絶対的に必要な「意味のある」ことでした。これがなければ、そもそも生物は存在し得なかった「進化の原動力」なのです。「死は進化に必要である」ことは、生物学的な「死生観」と言ってもいいのかもしれません。

――というのが前作の超まとめです。ご興味のある方は、拙書を読んでいただけるとありがたいです。

しかし、死は必然だと言われても怖いし、できれば死にたくありません。周りの大切な人たちにも死んでほしくはありません。これもまた進化の過程で獲得した、生き延びようとする「生存本能」であり、生物の大切な性質です。そもそも、死を恐れない生き物がもし存在したとするなら、とっくの昔に絶滅しています。

集団（社会）の中で進化したヒトは特に死への恐怖が強く、これは他人を思いやることができる「共感力」によるものです。共感力は人と人との絆を強め、社会を強固にしています。共感力と想像力に満ちた生き物である「ヒト」は、自分が死んだときの周りの悲しみを想像すると辛く、死への恐怖はなおさら強くなります。

ヒトの場合は、この死の前に「老いの期間（老後）」があります。ヒトでは老後が30～40年と非常に長いです。しかも、いわゆるヨボヨボな状態――シワが増え、動きが緩慢になり、物忘れがひどくなる――は、ヒト特有のものです。実は、これら長い老後もヨボヨボな状態も、ヒト以外の生物にはほとんど見られません。「老い」は「死」とは違い、全ての生物に共通した絶対的なものではないのです。

いったいなぜ、ヒトだけが老いるのでしょうか。

繰り返しになりますが、生物学の視点で考えると、生物が持つ全ての性質は、進化の結果できたと考えられます。キリンの首が長いのも、鳥が空を飛ぶのも、アリが地下に巣を作るのも、進化の結果できたのです。そうであるならば、このヒトに特有の「老い」にも生物学的な意味があるはずです。

では、「老い」とはいったい何なのでしょうか？

老化というのは、一見、私たちにとって何のメリットもありません。栄養状態や衛生環境の改善、医療技術の進歩によって、寿命こそ延びていますが、できれば老いずにいたいと思う人がほとんどだと思います。この老いは、ヒトが作り出した文明の負の副産物なのでしょうか。

結論だけ先に申し上げますと、そうではありません。

人にとって老いは必要なものなのです。もっと言うと、老いを実感しているシニアは社会にとって必須の存在であり、「老い」のおかげで人類の寿命が延び、今の文明社会が築かれたと、私は思っています。

ちなみに「ヒト」とカタカナで書いた場合には「生物種としてのホモ・サピエンス」を意味します。一方、本書で「人」と漢字で書くときは「社会の中で生きる人」の意味で使い分けています。

本書では、さまざまな生物との比較で、ヒトにしかない「老い」の正体を考えていきたいと思います。そして、そこに秘められた真の意味を一緒に探していきましょう。生物学的な視点から老いの意味が見えてきたら、私たち人にだけ与えられた「長い老後」をどのように過ごしていくのが良いのかについても、私なりの考えをお話ししたいと思います。

老いたくない、老後が来るのが怖い、と忌み嫌われる老いですが、老いることは決して不幸になることではありません。ある一定以上の年齢になると、ご褒美のような幸せな時間を得られることも研究でわかってきています。最後まで読むと、老いの意味が少しだけわかり、それと向き合うのが楽しみになるかもしれません。

目　次

第4章　なぜヒトは老いるようになったのか

第5章　そもそもなぜシニアが必要か

第6章 「老い」を老いずに生きる

第１章　そもそも生物はなぜ死ぬのか

さて、老いの話に入る前に、前作『生物はなぜ死ぬのか』で扱った「死」の意味についておさらいをさせてください。まず死の意味を理解するところから始めて、死に至る過程である「老い」について考えていきたいと思います。

生物の営み、人の営み

今いる全ての生物は、偶然生まれて、偶然同じ時間を過ごしています。もしかしたら、今の自分ではなかったのかもしれません。人間でもなかったのかもしれません。1963年（昭和38年）に実際にあった出来事から、お話を始めましょう。

昭和38年は私が生まれた年です。私は横浜市の東急東横線沿線の日吉という町で生まれました。現在はマンションが立ち並ぶ、通勤・通学に便利な住宅地です。当時は日本に登場したての公団住宅（団地）と、周りはほとんどが田んぼでした。大雨が降るとドブが溢れて小学校の登校時間が変更になる、のどかな「いい町」でした。田んぼでのザリガニ釣りと、日吉の隣の綱島との間にある小さな山でクワガタなどの虫取りをして過ごしたことが、私のその後の人生に大きな影響を与えました。

自宅から歩いて10分ほどのところに八百屋さん、肉屋さん、電気屋さん、編み物屋さん、蕎麦屋さんなどが並ぶ昔ながらの小さな商店街があり、私はそこにある産婦人科医院で生まれました。昭和30〜40年代は、今の倍以上の出生数で産婦人科は大忙し。少し歳の離れた妹が生まれたときに、何回かお見舞いに行った記憶はしっかりと残っています。ガラス越しに、小さなベッドがたくさん並べられているのが見えました。そこにはミノムシのようにブランケットに包まれた赤ちゃんたちが寝ていました。妹は少し体が大きく、髪の毛もたくさん生えていて、それがなぜか嬉しかったことも憶えています。

ただ、さすがに自分が生まれたときのことは記憶にありません。おそらくは幼いながらもこう思ったはずです。

「ここはどこだ？　ビエーン。ぼくはだれ？　ビエーン」

もちろん泣きながら。「ビエーン」は生まれたばかりの私の泣き声です。

周りを見回せば医師、看護師、そして母親と何人かの大人がいるわけで、当然私はこう思ったはずです。

「この人たちは、ぼくが誰でなんでここにいるのかを知っているに違いない。ビエーン」

もちろん、あくまで推察ですが。

しかし、その後10年ほど経って小学4年生くらいになると、私が生まれたときに抱いたであろう疑問、つまり「自分は何者で、なぜここにいるのか？」の答えを、実は周りの大人も知らないことを知りました。ちょうどその頃、70歳過ぎの祖母ががんで亡くなり、味わったことのない寂しさと、人は死んだらどこに行くのだろうかと、答えのない新たな問題を考え始めていました。とはいえ、子供の頃にそんな重たいことばかり考えていたわけではなく、毎日友達と暗くなるまで公園で遊んで、楽しく過ごしていました。

私が何を言いたいかというと、ヒトの営みとはここで述べたことが全てで、偶然生まれて、楽しく過ごして、いつかは必ず死ぬということです。ヒトに限らず、多くの生物は同じようなサイクルで世代交代を繰り返しています。

ただ、決定的にヒトと他の生き物とで違うところがあります。それは、自分はなんで存在するのか、なんで死ぬのかとか、私が子供の頃から疑問に思っていたように、「自分の存在を客観視できること」です。そのため、他人と比べてうまくいかないと悩むし、辛いことがあると苦しみます。

競争心を持つ動物はいますが、争いに敗れたときに落ち込み、時には自分を否定的に見てしまうのは、ヒト特有の感情です。そして、ほとんどの辛さは時間とともに解決できても、家族や身近な人の死に触れると、その悲しみ、辛さは半端ではありません。人は、死とその恐怖から逃れることはできません。この辛さや恐怖心も、家族や周りとの強い絆ゆえの進化の賜物とも言えます。

「進化が生物を作った」と信じられますか？

街を歩いていると「あなたは神を信じますか？」と話しかけられることがあります。私は創造主としての神は信じていないので、正直に「すみません、信じていません」と答えて、それ以上の会話はしません。逆に、私が皆さんに「進化が生物を作ったと信じられますか？」と尋ねたら、皆さんはなんと答えますか？ 答えに困る方もおられるかもしれません。

私も含めて「進化が生物を作った」という事実を、理科の教科書で学んでも感覚的に捉えることはなかなか難しいものです。それは私たちの寿命の長さに比べて、進化のスピードはとてつもなくゆっくりだからです。しかし、私たちがわかろうとわかるまいと、進化が生物を作ったことは事実であり、その過程を考えることなく、生き物を、そして自分たちの存在を理解することはできません。

私は生物学者なので、何か疑問があると進化の過程にいつも思いを巡らしてみます。新しい遺伝子が見つかると、他の生物に似たような遺伝子がないかと配列データベースというDNAの配列情報を溜め込んでいるサイトを調べます。近縁種（親戚のような種）にしかなければ、それは最近できた遺伝子で、それら近縁種と共通のご先祖から受け継いだ遺伝子

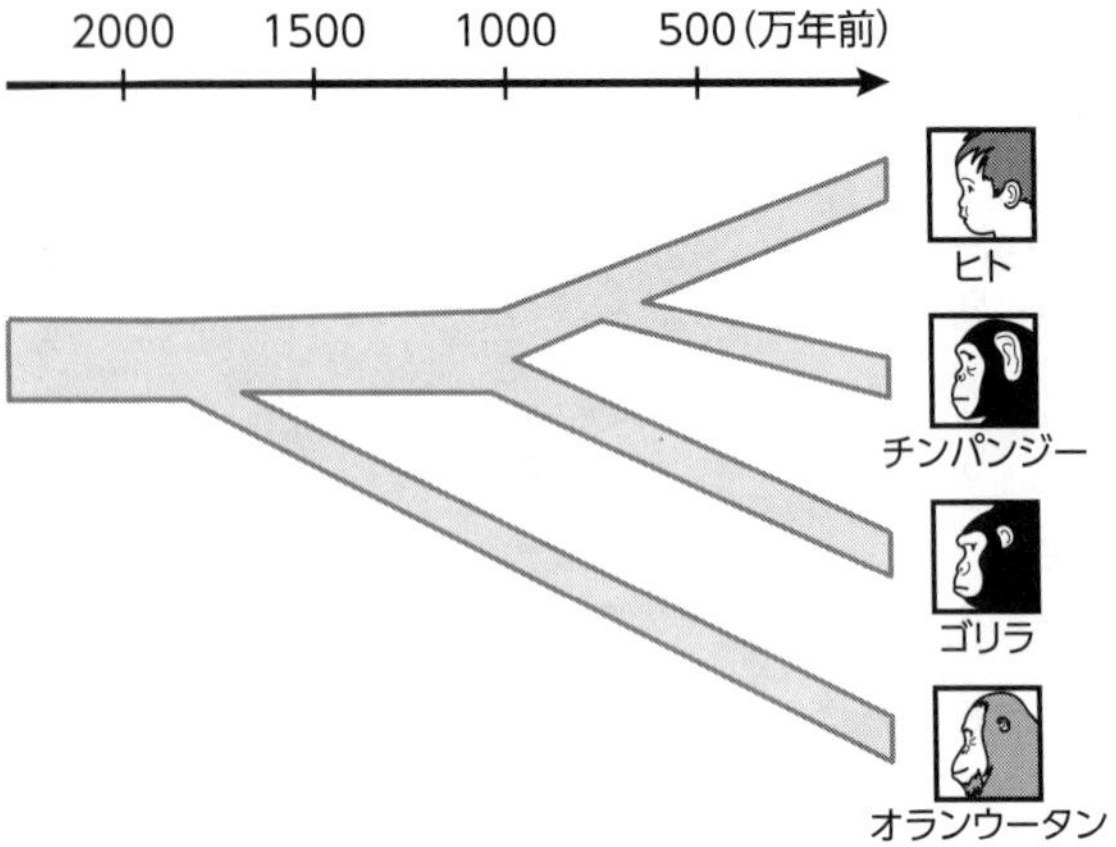

図１－１　ヒトの進化（系統樹）

となります。また、動物にも植物にもあるようなさまざまな生物に共通する遺伝子だと、それは動物と植物の違いができる前の遠いご先祖様が持っていたもので、その後多くの種に引き継がれたということになります。

たとえばヒトとバナナの遺伝子は、ざっくり50％同じです。これは、かなり昔に共通のご先祖様から分かれたことを意味します。一方、チンパンジーとヒトは、見た目はずいぶん違いますが、遺伝子はなんと98・5％が同じです。ヒトとチンパンジーは最近、と言っても約６００万年前に共通の祖先から分かれたと考えられています（図１－１）。つまり６００万年かけて１・５％の違いが生じたわけです。

１世代が約20年として、６００万年は世代数で言うとだいたい30万世代に相当します。自分の親の親の親の親の……を30万回繰り返すと、ヒトとチンパンジーの共通のご先祖様にたどり着くわけです。遠い親戚なのです。私も含めて多くの人は、自分の親の親の親、つまりひいおじいちゃん、ひいおばあちゃんにも会ったことがないと思います。ましてや30万世代前のご先祖様がどうであったかなど、想像すらできませんね。

ここでご理解いただきたいのは、遺伝子の変化のスピードから判断して、ヒトとチンパンジーは共通の祖先から進化しているのは明らかで、もっと遡ればヒトとバナナの共通の祖先まで行き着き、もっともっと遡れば最初に誕生した全ての生物の元となった1つの細胞にまでたどり着きます。つまり1つの細胞からの進化が、地球上のさまざまな生物を作ったわけです。

そして今私が皆さんと考えたいのは「死の起源」についてです。生物の「死ぬ」という性質は全ての生物に共通なので、大元の最初の細胞から存在していたと考えられるのです。

生命のタネ――RNA

それでは、一番最初の生物を作った進化とは、いったいいかなるものだったのでしょうか。これは、コンピュータにたとえると「プログラム」のようなものです。プログラムは、簡単に言うと規則です。たとえば「AとBを足して平均をCとする、それを繰り返す」みたいなものです。

進化のプログラムの最初は、単純な「物質」からのスタートです。地球上の生命は38億年前に熱水が噴き出し、温度が高く化学物質が常に供給されるような比較的小さな「よどみ」で起こったと考えられています。このような場所は化学反応が起こりやすいのです。生き物は、昔から温泉が好きだったということです（笑）。

そこで最初にできたのは、RNAやアミノ酸といった有機物です。有機物とは、生命の材料となる物質の総称です。RNAは将来親から子へ受け継がれる情報、つまり遺伝子となる物質（遺伝物質）です。新型コロナウイルス感染症のワクチンができたときによく耳にしたメッセンジャーRNA（mRNA）のRNAです。アミノ酸は、生物の体を構成するタンパク質の材料となります。

まずRNAです。RNAには、遺伝子の基となる3つの性質があります（図1-2）。1つ目は、自身を複製して子孫に継承する「自己複製能」です。RNAは4つのブロック「塩基」（G、A、U、C）がつながったひも状の分子です。さらにGはCと、AはUと結合できます。そのため、図1-2で示したように一方のRNA鎖を鋳型として、それとちょうど相補的な鎖（鋳物）を、時間をかけて作ることができます。この鋳型と鋳物（G—C、A—

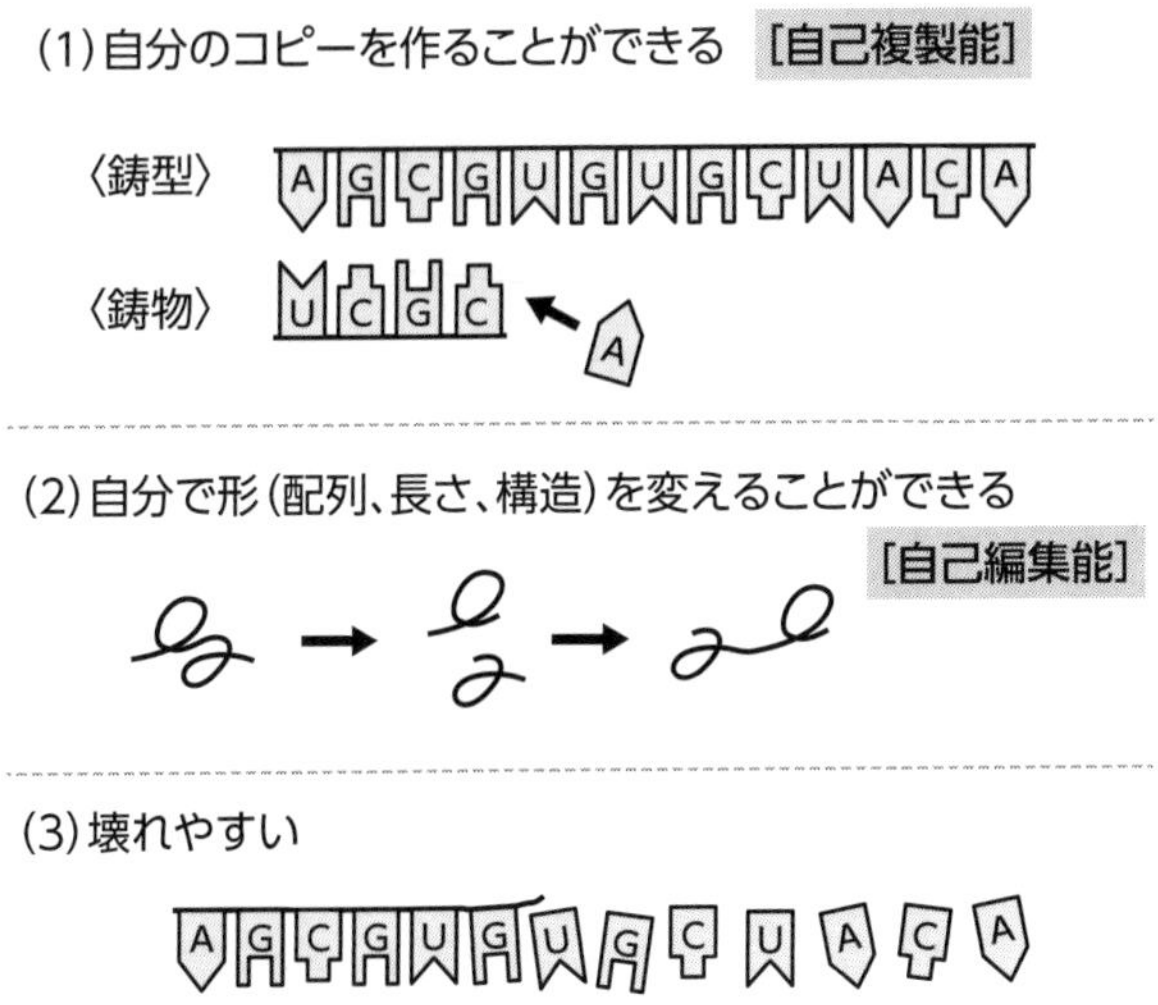
(1)自分のコピーを作ることができる
[自己複製能]
〈鋳型〉
A G C G U G U G C U A C A
〈鋳物〉
U C G C
A
(2)自分で形(配列、長さ、構造)を変えることができる
[自己編集能]
(3)壊れやすい
A G C G U G U G C U A C A

図1－2　RNAの3つの性質

U）の結合は弱いので、熱やアルカリで剝がれます。すると、それぞれがまた鋳型として働いて相補的な鎖を作ります。このようにして自分のコピーを次々に増やします。「型」にチョコレートを流し込んで、同じ形のチョコレートをたくさん作るような感じです。

遺伝子として必要な2つ目の性質は、変化することです。ただコピーを作るだけでは氷の結晶が大きくなるのとあまり変わりませんね。RNAという物質は、都合がいいことに反応性に富んでおり、化学反応を触媒したり自身の分子を切ったりつないだりする「自己編集能」を持っています。この性質によって、G、A、U、Cの順番や長さが変わることでいろいろな反応を触媒できるような分子に変化できます。つまりRNAは、自分と全く同じではない多様な分子を作り出すことができるのです。チョコレートの「型」が勝手に変化して、いろいろなチョコレートを作り出していくわけです。

3つ目の性質は、壊れやすいということです。せっかくできても、時間が経つとまたブロックに戻ってしまいます。チョコレートにたとえると、溶けて形がなくなるような感じになります。これは次に述べるように、変化を加速する上で非常に重要な性質です。

死の誕生

このような変化を生み出す自己増殖可能なRNAが生命のタネ（種）となり、進化のプログラムが動き出します。

進化のプログラムとは、簡単に言うと「変化と選択」の繰り返しです。「変化」はいろいろな分子ができること、多様性の獲得です。専門用語では変異と言います。「選択」は多様なものの中で、たまたまその環境で複製しやすい、増えやすいものが選ばれて残ることです。適応と言ってもいいと思います。このプログラムを動かし続ければ、やがてすごく増えやすい分子が誕生することは、容易に想像できますね。

実際には、もう一つ重要なことがあります。それは、新しいRNAを作り出すための材料の供給です。作るだけではやがて材料が底をついてしまい、プログラムは止まってしまいます。

生命の誕生は、奇跡的に良い条件が揃った小さな温泉の水たまりのような空間で、物質が濃縮された場所での出来事です。現在の科学力をもってしても試験管内でゼロから生命を作れないことを考えれば、大元の材料から作るのは大変で、RNAのブロックの恒常的な供給がないところで新しい組み合わせを作るのが難しいことは想像できます。そこでブロックを供給する方法は、一つしかありません。それは古い分子が速やかに分解されて、またブロックに戻ることです。つまりリサイクルです。

RNAは先ほどお話ししたように、壊れやすい性質を持っています。作られては壊されて、次から次へと作り替えられます。その中でより増えやすい分子が自身のコピーを増やしていきます。あるいは、いくつかの違う性質を持ったRNA分子が共同で働いたりお互いにつながったりして、単に1本のひもではなく、複雑な構造（立体構造）を作ったのかもしれません。

たとえば自己複製反応を助けるようなRNAや、切ったりつないだりの「編集」のみを専門に触媒するようなRNAも登場したと思われます。まさに、RNAによるRNAのための「RNAワールド」が展開されました。

このように、最初の「生命のタネ」であるRNAは自己増殖マシーンでした。しかもそれらの性質は、RNAという「物質」の4つのブロックの並び順による「デジタル情報」で決まります。

この自己増殖マシーンの進化のプログラムを動かしたのは、多様な試作品ができては壊されて材料を供給すること、つまり「壊れること」です。これが進化の原動力となり、「死の起源」となりました。「死」はここから始まったのです。ただし、RNAは物質であり、まだ生物ではありません。

RNAワールドから「とろみワールド」へ

ここからは皆さんが退屈しないように、食べ物のたとえを交えながら説明していきます。

この多様なRNAによる進化のプログラムは、材料であるブロックの供給が止まらない限り、つまり分解＝「死」がある限り、動き続けます。RNAはひも状なので〔焼きそば〕にたとえます。そして2つの革命的な出来事がRNAワールド〔焼きそばワールド〕に起こりました。

1つ目は、新しい登場人物「リボソーム」の誕生です。リボソームはタンパク質を作る装置で、全ての生物、全ての細胞が持っている最も基本的な細胞内の小器官です。たとえて言うなら、リボソームは〔調理人〕です。現存のものはRNAとタンパク質からできています。最初のリボソームは、反応の中心を担うRNAだけだったと考えられます。RNAとアミノ酸は組成が似ているので、太古の生命誕生の泉（実際には、ドロドロの煮込み料理のようなもの?）にはアミノ酸も多く含まれていたと考えられています。

RNAの中にアミノ酸と結合するものが現れ、さらにはアミノ酸同士をつなげる性質を持つものも現れました。RNAは触媒作用を持ち、反応性に富む物質なので「おせっかい」なことをいろいろとやってくれます。たとえばアミノ酸を勝手につなげるというおせっかいな性質があり、これがリボソームの原型です。

アミノ酸がいくつかつながったものはポリペプチドと呼ばれ、もっと長くなるとタンパ

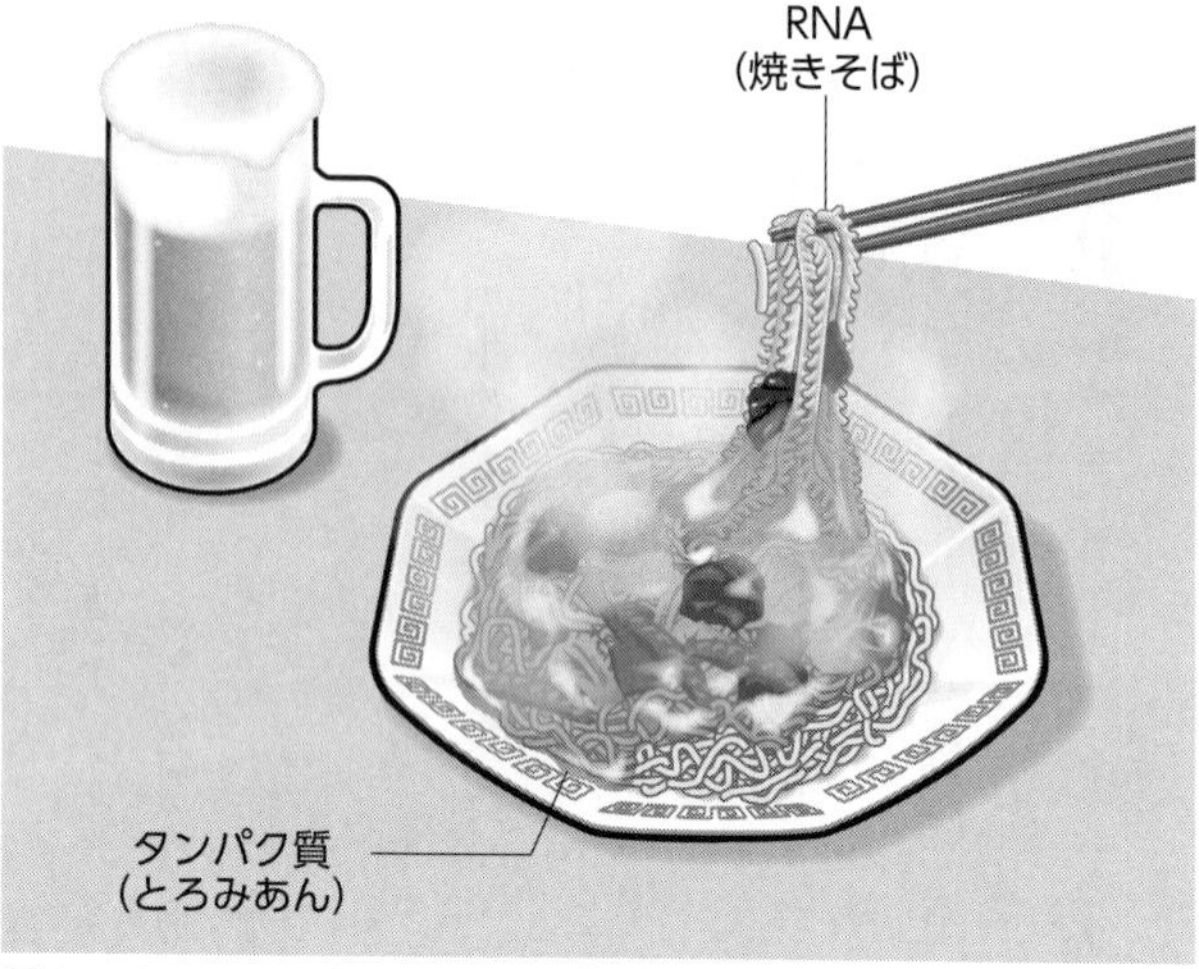

図１－３　RNA/タンパク質の「あんかけ焼きそばワールド」

ク質になります。最初のタンパク質は、今で言うところの「天然変性タンパク質」と呼ばれるもので、しっかりとした硬い構造を持たないふにゃふにゃしたこんにゃくのようなものだったと推定されます。

ちょうどこの原稿を書いている２０２２年春に、ドイツの研究グループが、試験管内でこのＲＮＡによるポリペプチド合成に成功したというニュースが飛び込んできました（『Nature』誌、Vol. 605, 279－284）。実際に、この生命誕生の元となった反応が試験管内で再現できたわけです。

それで生命誕生の最初の革命的変化の話に戻りますが、ＲＮＡワールドがマイナーチェンジしてリボソームが作ったタンパク質と一緒になりました。これによって、ドロドロの「どろみワールド」に進化しました。進化は「変化と選択」なので、変化したとろみワールドのほうが都合が良かったため選択されて生き残った、ということになります。ひも状のRNAを焼きそばにたとえると、とろみが乗っかった「あんかけ焼きそば」になったわけです（図1－3）。

タンパク質自身は、RNAで見られたような鋳型と鋳物のような相補的な結合ができないため自己複製しませんが、RNAの複製反応を助けたり、分解を促進して材料の供給を増やしたりするのは得意です。いい具合に助け合ったのです。

まとめると、RNA／タンパク質が混ざったドロドロの「とろみ」は、RNAの複製・編集を行う「機能体（はたらく塊）」となりました。実はこのRNAタンパク質のとろみは、現在もその名残が全ての細胞の中にあり、「液滴《えきてき》」と呼ばれています。液滴もRNAと天然変性タンパク質という形を持たないタンパク質からなり、大昔同様にRNAの編集などを行っているものもあります。この液滴の一番大きいものが核小体と呼ばれる核の中にある塊で、この中でリボソームが作られます（図1－4）。

細胞質にも、たとえばミトコンドリアの表面についている液滴はRNAを切断しますし、機能がよくわからないものもいくつか知られています。最初の「生物の痕跡」がいま

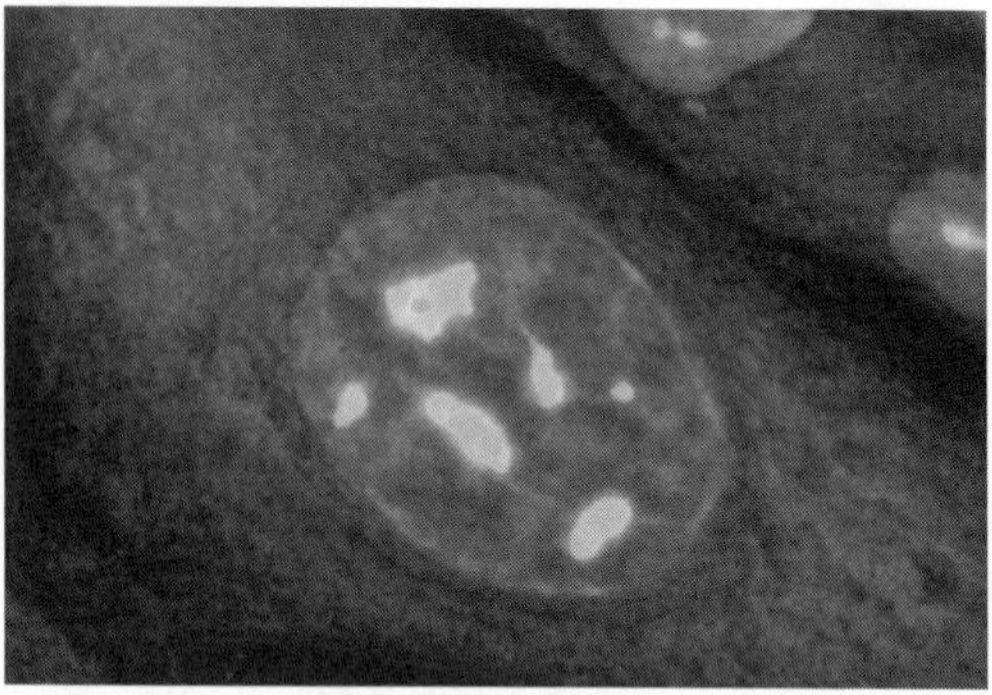

図1－4　リボソームの「工場」、核小体

核（楕円の形）の中に見える光った不定形の塊が、最も大きい液滴である核小体。これがリボソームを作る。ヒト細胞を蛍光顕微鏡で撮影したもの

だに細胞の片隅で生き延びているわけです。必要なものが選択されて残るというのが進化なので、それら正体不明な液滴も何か重要な仕事をしているのでしょう。これから解明されていくのが楽しみです。

「リボソーム（タンパク質を作る装置〔調理人〕）が最初にできた機能体だ」と、なぜ私が38億年前のことを見てきたように言えるのかというと、答えは簡単で、現存の全ての生物はリボソームを必ず持っているからです。これは先ほどのバナナの遺伝子の話と同じで、最初の生物が持っていたということを意味しています。繰り返しになりますが、チンパンジーとヒトで共通する遺伝子があれば、それは両者の共通の祖先が持っていた遺伝子をチンパンジーもヒトも受

け継いできたということになります。同じ理由で、全ての生物がリボソームを持っていれば、全ての生物のご先祖様である最初の生物が持っていたことになるのです。

現在のリボソームは誕生した頃と比べて少しバージョンアップしていますが、基本的には同じです。4本のリボソームRNAが反応の中心（つまりアミノ酸をつなげてタンパク質を作る）を担い、その周りには約80種類のリボソームタンパク質が「つなぎ」としてベタベタくっついています（図1－5）。

現在のリボソームは、メッセンジャーRNA（mRNA）という「遺伝子のコピー」の司令に基づき、運搬RNA（tRNA）が指定されたアミノ酸を運んできて、リボソームRNAがそれらをつなげます。つまり30億年以上経った現在でも、全ての反応はRNAが仕切ってやっているのです。まさにRNA―液滴ワールドの遺物なのです。

少し脱線します。コロナ禍でメッセンジャーRNAワクチンが作られました。これは先ほど出てきたリボソームに使われるメッセンジャーRNAのことです。コロナワクチンの場合には、コロナウイルスの殻についているトゲ「スパイクタンパク質」の遺伝子のメッセンジャーRNAを分解されにくいように加工して腕に注射します。するとそれが腕の筋肉の細胞に入り込み、そこでリボソームによってスパイクタンパク質が作られ、それらが

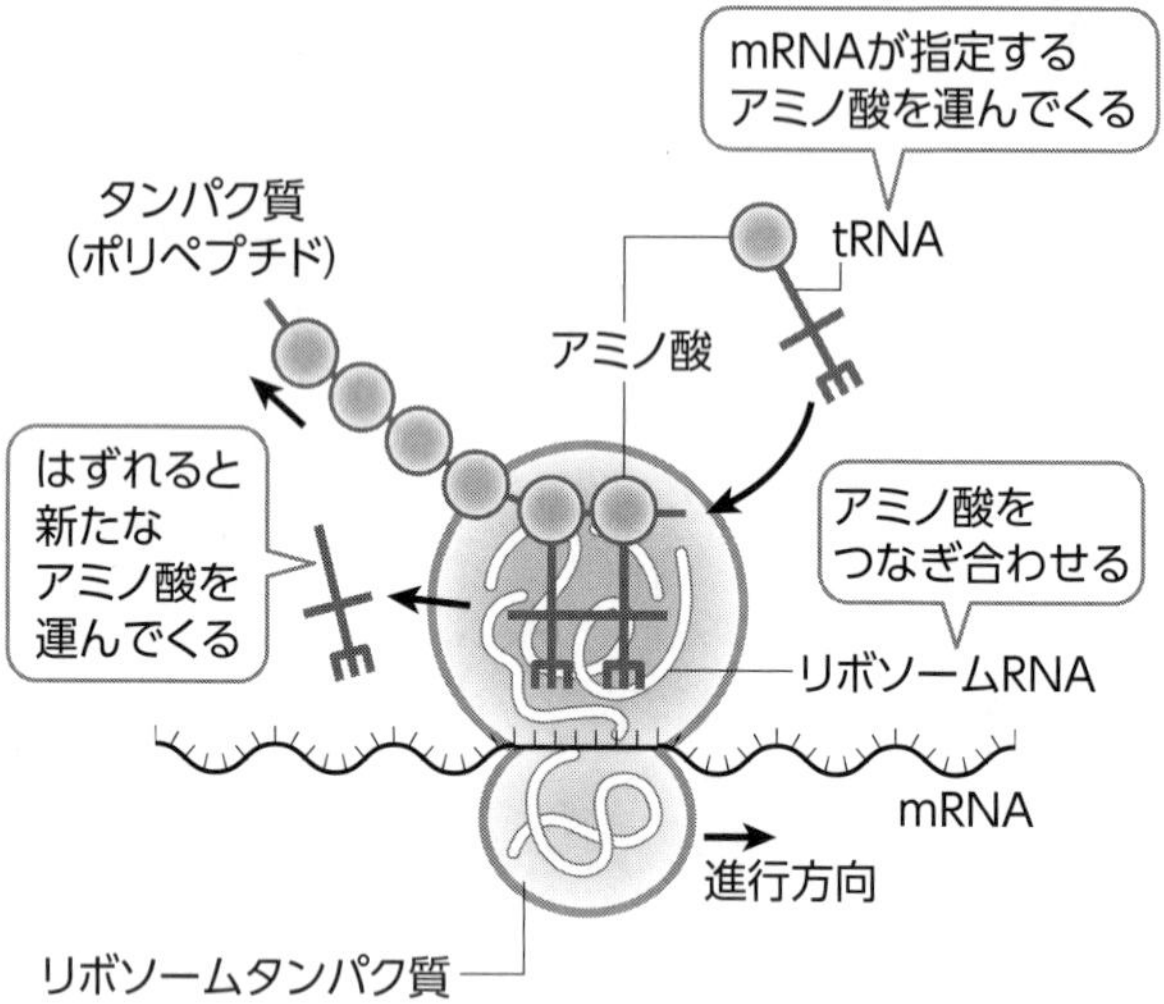

図1－5　タンパク質合成装置「リボソーム」

tRNA（運搬RNA）は、mRNA（メッセンジャーRNA）が指定するアミノ酸を運んできて、リボソームRNAがそのアミノ酸をつなぎ合わせてタンパク質を作っていく

抗原（病原体などの異物）として働き、抗体（病原体から体を守る物質）がヒトの体内で作られるわけです。

スパイクタンパク質の遺伝情報（配列）がわかれば、病原体そのものを無毒化して作る従来型ワクチンよりも早く作ることができます。こういう技術が可能なのも、元をたどればウイルスもヒトもＲＮＡや液滴の子孫であり、共通の仕組みでＲＮＡからタンパク質を作っているからです。偉大なるご先祖様に感謝ですね。

「あんかけ焼きそば」から「あんかけかた焼きそば」へ

ＲＮＡワールド〔焼きそばワールド〕、さらには液滴ワールド〔あんかけ焼きそばワールド〕に起こったもう一つの革命的変化は、ＤＮＡの登場です。

ＤＮＡとＲＮＡはほぼ同じ構造ですが、ＲＮＡに比べてＤＮＡは反応性が低く安定で、壊れにくいです。それまでＲＮＡは自己増殖する分子としてブイブイ言わせていましたが、液滴ワールドに移行してタンパク質がＲＮＡの担っていた化学反応を代行するようになると、ＲＮＡの増殖能力や編集能力はあまり強みではなくなりました。逆に、仕組みが複雑になると、ＲＮＡの変化しやすく壊れやすい性質は、遺伝情報、つまり配列情報を蓄える分子としてはマイナスの面が大きくなるのです。要するに、攻めの姿勢ではＲＮＡは良かったのですが、トレンドが安定志向に傾き始めるとＤＮＡのほうが有利になったのです。

そこで、これまで鳴りを潜めていたＤＮＡの出番です。ＤＮＡは、ＲＮＡの一部が変化してできたと思われます。ＲＮＡと形はそっくりですが、違うのは化学反応を促進する能力です。自分で自分を複製したり編集したりするのは得意ではありません。ＤＮＡはその分、現状維持能力に長けています。たとえばリボソームに含まれるＲＮＡ（リボソームＲＮＡ）などの遺伝情報（配列情報）など、せっかく長い時間をかけて獲得したものは、不安定なＲＮＡより安定しているＤＮＡに写しとり、あまり変化しないようにしておく作戦が加わったのです。

最初はＲＮＡとＤＮＡが混ざって遺伝物質としての役割を担っていたのでしょうが、だんだん分業されるようになって、壊れにくいＤＮＡは情報のストック、そこから逆に写しとられて作られるＲＮＡがタンパク質を作るシステムが完成しました。そちらのほうが増殖マシーンとしての効率が良かったのです。

かくして、ＤＮＡが遺伝子としての地位をＲＮＡから譲り受けました。別の言い方をすれば、ＲＮＡがＤＮＡを作り、そちらに仕事を分担したわけです。変化のしやすい柔らかい麺（RNA）の「あんかけ焼きそば」から、よりしっかりした麺（DNA）の「あんかけかた焼きそば」に進化したわけです。

現存する生物は全てDNAを遺伝物質として採用していますので、この最初のスイッチが革命的な変化となりました。私が生物学を勉強し始めた頃、DNAは遺伝情報で大切だから細胞の核の中にいて外に出ないもの、外に出るのは壊れても構わないRNAだという考え方が主流でした。RNAは一時的にコピーをとる「使い捨ての物質」のように捉えられていたのです。

しかし、実際は逆で、起源的にはRNAが最初にできた物質で、主体的に細胞を動かしているのはRNA、DNAはただのストックセンター（情報の貯蔵庫）だったのです。DNAのほうが、RNAのコピーだったのです。生物を作り上げた進化の大元を考えると、生物の本質が見えてきます。

そのとき全てのRNAがDNAに置き替わったかというと、実はそうでもありません。新型コロナウイルスのように、現在でもRNAを遺伝物質としたままのものもあります。ただ、RNAウイルスは変異しやすく、増殖に必要なリボソームなどは持たず、細胞に「寄生」しないと自身のタンパク質および子孫を作ることができません。

ウイルスは自己複製したり変異したり進化したり、その生き様は「生物的」ではありますが、単独では生きられないので「生物」には分類されていません。生物になれなかったのか、あるいは生物から派生的に誕生したのかもしれません。いずれにせよ、生物になる前の私たちの遠いご先祖様の姿に似ています。

「セパレートドレッシング」からの生命の誕生

さて、今なんで〔あんかけかた焼きそばワールド〕の話をしているのかというと、死や老化の起源を探すためです。食べ物のたとえばかりでお腹が空いてきたかもしれませんが、少々ご辛抱ください。もうすぐそれが見つかります。その前にサラダなどはいかがでしょう。ドレッシングなどをかけて。

増殖マシーンとしてのシステムがだいぶ整ってきましたが、現段階ではまだ生物とは言えず、RNA、DNA、タンパク質が混ざったぐしゃぐしゃの状態。この状態では、たとえ進化のプログラムが動いたとしても、複製効率の良いDNAと悪いDNAとが共に材料を奪い合うので、どんどん壊して材料を供給したとしても進化の効率はそれほど上がりません。要するに、余計なものが周りに多すぎるのです。

ここで最後の画期的な変化が起こります。それは「囲い込み」です。主役は「油」。「水と油」というように両者は混ざり合いません。そのため、いい具合に油が「膜」となりドロドロの「とろみ」を小分けにして囲い込みます。たとえて言うなら、セパレートドレッシングをよく混ぜた状態のつぶつぶ(油滴)になるわけです。これが次の3つの変化を引き起こします。

1つ目は「材料」の囲い込みです。「材料」はDNA/RNAの材料となるブロック、アミノ酸など。他にもたとえばエネルギーを生み出す燃料に使われる物質なども、囲い込みによって薄まることがなく、いつも効率良く濃い状態で手に入ります。油滴同士がくっついて補い合うことも、また分裂することも可能です。

2つ目は、エネルギーの生産です。これは簡単に言うと膜の外と内で物質の濃度勾配ができ、たとえて言うなら「ダム」のようにしてエネルギーを作り出すことが可能になりました。

3つ目、これが一番重要なのですが、遺伝物質の「隔離」です。たまたまいい具合に変化して、効率良く自己複製できるDNAやRNAができたとしても、それが少数派だとそれよりも効率が劣る多数派に邪魔されてしまいます。たとえば材料不足で、効率良く自己複製できるDNAやRNAが、なかなか多数派になるのは難しいです。そこで囲い込みが起こり、そこに効率良く自己複製できるDNAやRNAが隔離されると、すぐにその「袋の中」では多数派になることができます。言ってみれば自己複製のエリート集団みたいなものですね。そのエリートがたくさん入った袋はどんどん大きくなり、分割して袋ごと増えるようになっていきます。

ここまで来れば、あとはひたすら「変化と選択」、つまり「多様化と分解＝死」の繰り返しです。増えやすい袋が多数派となり、その袋単位でまた変化が起こり、他は死んで壊れて材料となり……を繰り返します。想像力豊かな皆さんはもうおわかりかもしれませんが、この袋が後に「細胞」へと進化しました。

原始の細胞、現在の細菌のようなものは、やがて融合したり、いくつかがくっついた状態で活動したりするようになり、真核細胞や多細胞生物となり、また長い年月をかけて私たちヒトまで進化したのです。

死ぬものだけが進化できた

ここまでの話でお察しの通り、「分解＝死」は進化に必須でした。これがないと、多様な新しいものが作れなかったのです。多様な新しいものが作れなければ、変わりやすい地球環境の中では、何も生き残れずに全て絶滅です。

生物はなんで死ぬのか、なんで私たちは死ななければならないのか。

一度はそのような疑問を持たれた方も少なからずおられると思います。そのとき、多くの方は「これは運命だ」と諦めていたことでしょう。しかし実際には「死」には絶対的な理由があり、それは進化のためなのです。

私たち生物は進化の結果できたので、死がないとそもそも進化できず、存在し得ません。つまり「なぜ死ぬか」ではなく、死ぬものだけが進化できて、今存在しているのです。私たちは最初から死ぬようにプログラムされて生まれてきたのです。残念に思われるかもしれませんが、これが全ての生き物に必ず死が訪れる理由です。

そして、本書でこれから述べる「老化」は死に向かう過程です。RNA分子にたとえて言うなら、老化とは、複製するよりも分解が起こりやすくなった状態のことを意味します。

死とどう向き合うか

生物学的な死生観として、死には進化のためという理由があると言われても、それで死に対する恐怖が和らぐわけではありません。

私たちは偶然生まれてきました。女性だったり、男性だったり、人間であることも偶然なのです。偶然というのは利己的、つまり誰に頼まれたわけでもなく勝手に生まれてきたわけですね。しかし、一度生まれたら、死ぬのは必然です。必然というのは、そのようにプログラムされており避けられないのです。

「死ぬために生まれてきた」と言ったら誤解されてしまうかもしれませんが、結果的にはそうなのです。それは、死ぬことが進化の原動力であり、生命の連続性を支える源だからです。この観点から考えると、生が利己的であるのに対し、死は利他的、公共的と言ってもいいかもしれません。つまり周りのみんなのため、これからの新しい生命のために死なないとならないのです。

そのためには、つまり利他的に死ぬためには、心の覚悟と体の準備が必要です。これから順を追ってお話ししていきますが、その一番カギとなるのがヒトの「老化」だと私は考えています。

ヒトは老化して病気で死ぬ

繰り返しになりますが、死の意味がわかったところで死に対する恐怖心を消すことはできません。

唯一できることがあるとすれば、どうせ死ぬなら苦しまずにピンピンコロリと楽に逝けないか、ということです。ところが実際には、それもなかなか難しいのが現状です。この章の最後に、ヒトの死に方について見てみましょう。

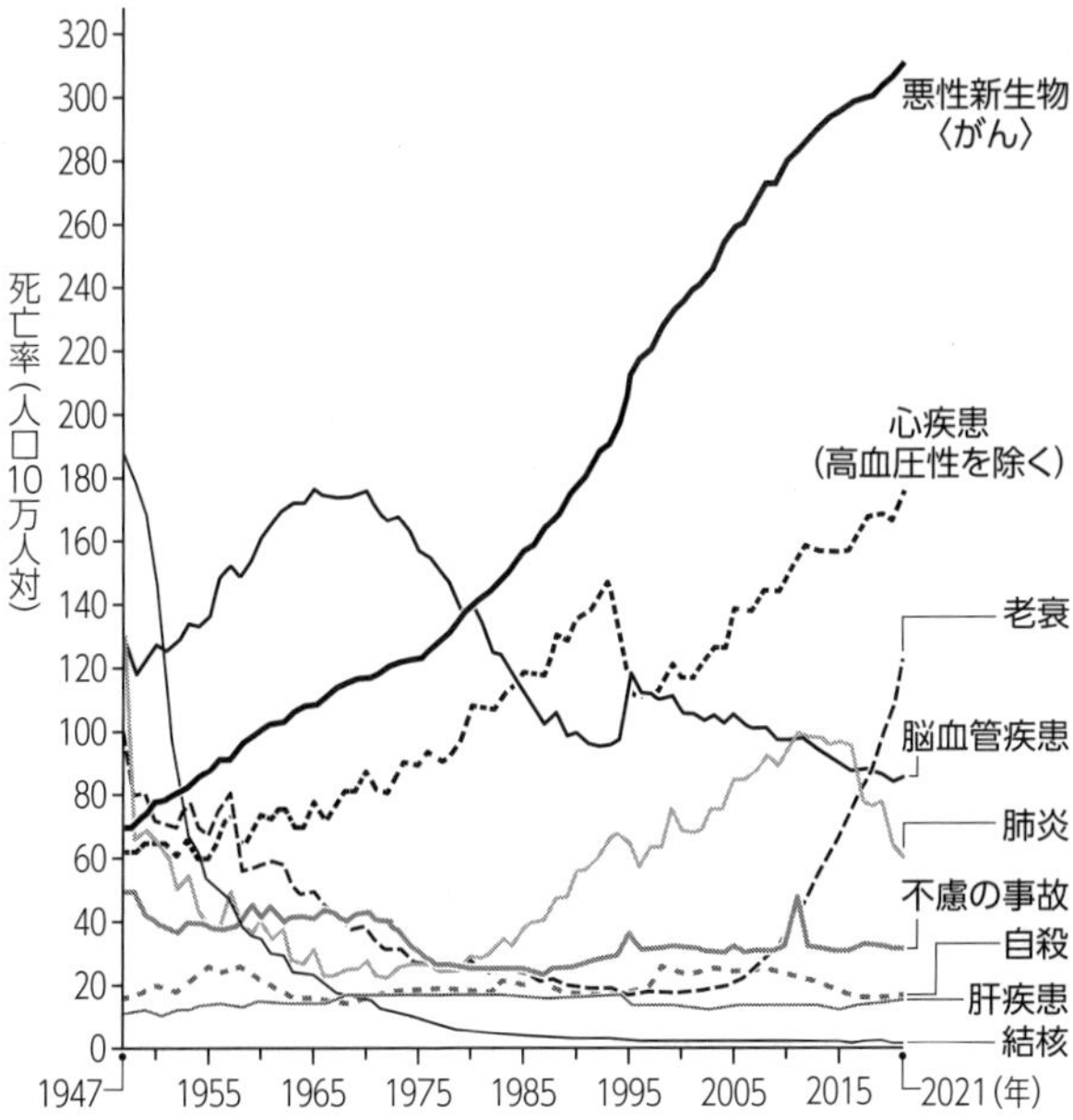

図１－６　日本人の死因の変遷

*厚生労働省「人口動態統計月報年計（概数）の概況」（2021年）をもとに作成

図1-6は、日本人の死因について、戦後の変化を示しています。ご覧になっておわかりのように、戦後は肺炎・結核などの感染症で亡くなる方が多かったのですが、栄養状態や公衆衛生・医療の進歩により、結核などの感染症は激減し、代わりに「がん」が急増しました。現在では、がんは全死因の約3割を占めています。大雑把に言って70歳以上の半分はがんになり、そのうち半分はがんが原因で亡くなっています。私の母もそうでした。

続いて多いのは「心疾患」と「脳血管疾患」で、いずれも循環器系の病気です。心臓、血管は経年劣化する組織の代表で、年齢とともに硬くなります。私の父はやはり心不全で亡くなりました。「老衰」というのは直接的な死因を特定しない場合につけられます。実際には心疾患が多いと思われます。肺炎については肺炎患者の約7割が高齢者で、その多くが喉に食べ物などが詰まって生じる誤嚥性肺炎で亡くなっています。

私たちを数年にわたって苦しめてきた新型コロナウイルスによる死者も、2021年には1万5000人ほどになりました。死因全体の1%程度で、死亡者の平均年齢は82歳と高齢です。

ここで日本人の死因の特徴をまとめると、一言で言えば高齢になり「老化して病気で亡くなる」というパターンが一般的です。「老化」が重要なカギを握ります。結果的にピンピンコロリとは真逆で、ヨボヨボダラダラです。死に方としても楽ではなさそうです。

死ぬことはどうしようもないとしても、もう少し「いい死に方」はできないものかと思います。これまでお話ししてきたように、生物学的には老化して死ぬのが必然であり、このおかげで進化して現在の生物全てが存在しているわけです。言い換えれば、多くの生き物の死のおかげで、私たちは今存在しているのです。死は公共のため、みんなのためにあるようなものなのです。

さて、これでおさらいはおしまいです（もう少し詳しく知りたい方は、前著『生物はなぜ死ぬのか』をご覧ください）。

本書では、ここから死の前段階である老化の生物学的な意味と、それを踏まえて幸福に老年期を過ごす方法について考えていきます。生きているものが死ぬことは、これ以上ない劇的な変化であり、それをあらかじめ受け入れることとは大変難しいことです。精神的に超越した境地に達する必要があるのかもしれません。生物学的な視点から、そのヒントを一緒に考えてみたいと思います。

第2章　ヒト以外の生物は老いずに死ぬ

第1章では、死は生物にとって必然であること、そして、ヒトの場合は老化して病気になって死ぬパターンが多いことをお話ししました。それではここからは、本書のテーマである「老化」について考えていきましょう。

死があったから生物が進化してこられたということは、ヒトの死の原因である老化にも何らかの意味はあるのでしょうか？　その前にまず、ヒト以外の生物の老化を見てみます。実は、「ヒト」と「ヒト以外」の生物では、老化そのものがかなり違うのです。

老化は突然やってくる――サケの場合

老化とは、細胞レベルでも個体レベルでも、不可逆的なもの、つまり回復できずに時間とともに衰えていくことを言います。疲れたり、筋肉痛で一時的に動きが悪くなるのとは違います。死へ通じる前段階のようなものと言ってもいいかもしれません。

細胞レベルでは、分裂が停止し、本来の機能が低下してきます。たとえば消化酵素を出している細胞なら、その分泌量が減ってくるわけです。個体レベルでは、この老化した細胞の増加によって、虚弱（フレイル）という症状が出ます。簡単に言えば、元気がないヨボヨボな状態です。他の生き物に食べられたりするのではなく、寿命で死ぬ生き物の場合には、その死の前の状態として老化症状が見られます。基本的にはそれは正しいのですが、ただ大変興味深いことに、老化の期間と状態は生き物によってかなり違います。

意外ですが、一般的にヒト以外の生物の老化期間は、短いか、ほとんどありません。つまり老化と死がほぼ同時に訪れるということです。よくご存じの例で説明します。

秋に北海道の河川に遡上するサケは、3～4年間、遠くはベーリング海やアラスカ湾まで回遊した後、1メートル近い大きさまで成長して生まれた川に戻ってきます。川の流れに逆らって遡上するのは、サケにとっても至難の業です。しかもメスはお腹に大切な卵を抱え、オスは精子を溜め込んでいます。これまで海で鍛え上げた肉体(?)は、この遡上のためにあると言っても過言ではないでしょう。気力体力共にベストの状態です。まさか数週間後に老化して死ぬとは、とうてい想像できません。

多くのサケは、遡上途中にヒトに捕獲されたり、熊などに食べられたりしてしまいます。やっとのことで川の上流の生まれ故郷にたどり着いたサケは、今度は尾びれがすり減るくらい一生懸命川底に穴を掘り、そこに産卵・放精し、そして急激に体の代謝が低下して、つまり老化して死にます。ご存じサケの一生です(図2－1)。

この誰でも知っているサケの最期ですが、いくつか不思議な点があります。1つ目は、なぜ生まれた川に戻ってくるのか、です。この理由は、おそらく経験的なものです。とい

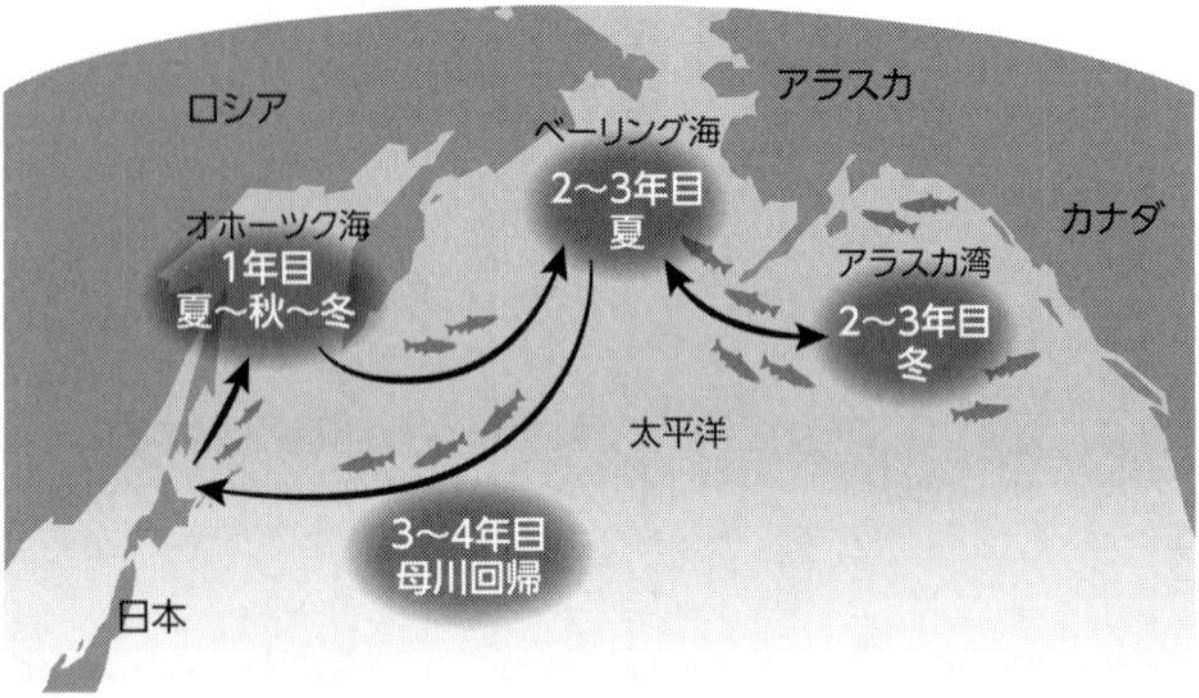

図２－１　サケの一生

北海道の河川で生まれたサケは、ベーリング海、遠くはアラスカ湾まで回遊した後、３〜４年後に生まれた川に戻り、産卵・放精して一生を終える

っても1回きりの経験ですが、自分の親が選んで自分が生まれた場所は、産卵に適した場所であることを知っているからです。いちいち別のいくつかの川を上流まで上って、産卵に適した「いい場所」を探すわけにはいきませんからね。

2つ目は、なぜ急激に老化するのか、です。遡上中には老化していません。老化していたらとても川を遡ることはできません。つまりサケの老化は、産卵後に起こります。ということは、ほんの数日間で急速に老化して死ぬわけです。まさにピンピンコロリですね。

産卵・放精後の生理的な変化として、急激な脳の萎縮が観察されます。これにより、そこから出るホルモンが低下し器官の制御が壊れ、「突然死」しているようです。ヒトにたとえて言うなら、急速に認知症になるようなものです。

ここからは私の想像ですが、おそらく彼らの頭の中は、重大な使命から解放され、達成感と幸福感に満たされているのかもしれません。そして亡骸は鳥の餌となり、自身の身でお腹を満たしてもらい、卵には手を出させない作戦です。死んだ後も子を守り続けているのです。

勝手にサケを擬人化して物語を作ってしまいましたが、本当のところはそうではありません。第1章でお話ししたように、進化の結果、現在の生物が誕生しました。進化とは「変化と選択」の繰り返しであり、目的や意図はありません。こうなろうと思って「努力して」こうなったわけではなく、たまたまこのようなライフスタイルを持つものが環境に適応できて、生き残っただけです。サケの場合には、上流は下流に比べると天敵が少なくて、水がきれいで水温も低く病気になりにくいなど都合がいいことがあって、たまたまそういう環境にうまく適応できた種が生き残ったのです。

産卵と寿命は関係があるのか？

サケの老化は、「早く死ぬため」に引き起こされた急激な老化のようにも思えます。産卵後のサケの脳では、アポトーシスと呼ばれる積極的に細胞を殺す作用も誘導されています。長く生きたら、逆に都合が悪いことがあるのかもしれません、たとえば間違って自分の卵を食べてしまうとか。なんせ遡上を始めてから何も食べていないので。それに、また海に戻るのも一苦労です。ここでさっさと死んで鳥や他の生き物の餌となるほうが、種の存続には結果的にプラスであったのでしょうか。まさに次の生を支える死ですね。

サケの老化のきっかけは産卵・放精ですが、他にも産卵をきっかけに老化して死ぬ生き物がいます。遺伝学の研究でよく使うショウジョウバエがその一例です。ショウジョウバエは、英語でフルーツ・フライと言います。フライ（fly）はハエで、フルーツ（fruit）は果物です。バナナなどの甘い果物が好物で、研究に使うモデル生物としては「超」がつくくらい重要です。1900年代初頭の染色体や遺伝の仕組みの解明は、このハエなくしては、なし得なかったと思います。

ハエは、はっきりとした老化現象を示さないので、寿命で代用します。つまり寿命が長ければ老化もしづらいと考えます。ショウジョウバエをオス・メス別々に飼って、交尾しないように、卵を産まないようにすると寿命が延びます。また、生殖器官を放射線などで人為的に働かないようにしても、同様に寿命が延びます。子孫を残すまでは死なない、それまでは老化のプログラムを働かせないメカニズムがあるのでしょう。

そもそも子孫を残す前に老化する生き物は、普通は生き残ってはいませんね。誤解がないように付け加えますが、子孫を残すこと自体は生物の生きる目的ではありません。進化に目的はないのです。結果的に、子孫を残す生物が生き残ってきただけのことです。つまりこれも「たまたま」そうなっただけということになります。

ヒトの場合は？

気になるのはヒトの場合ですが、これは少し複雑です。「はじめに」でも触れましたが、「ヒト」とカタカナで書いた場合には「生物種としてのホモ・サピエンス」を意味します。あくまでも生物学の話としてお聞きください。

さてヒトの場合は、結論から言うと出産と寿命の関係はよくわかりません。子供がいる女性のほうが長生きというデータも、その逆もあるということです。ヒトが死ぬ原因はいくつもあるので、出産経験の有無の影響だけを寿命と結びつけて調べるのは難しいのです。

たとえば日本人の死因の1位はがんですが、出産回数が、乳がんや卵巣がんの発生率を下げるのは、ご存じの方も多いかもしれません。これは妊娠・授乳中に女性ホルモンが抑制されることが大きな理由です。

生理的な理由だけでなく、ヒトの場合には、たとえば親になると自分の健康に気をつけるとか、規則正しい生活を送るとか、子供と一緒に栄養に配慮したバランスの取れた食事を摂るといった寿命に対してのプラス要因が考えられます。また、子供がいると所属するコミュニティも増え、いわゆるママ友・パパ友と関わる頻度も増えます。後でお話しするように、ヒトは社会性の生き物、つまりコミュニティの中で進化した一人では生きていけない生き物なので、人との関わり合いがあるほうが、元気に長生きできます。

一方、出産は母体に少なからぬ負担をかけます。子育てもそうです。子供がいないと、自分のために使える時間が増えます。その使い方によっては、自身の健康により気をつかった生活を送る人もいるかもしれません。また、趣味に時間を使うことで多くの友人、知人を得ることもできるかもしれません。つまり子供の有無より、どう生きるか、どう社会と関わるかのほうが寿命に影響を与えるのです。

社会性と寿命の関係は、本書のテーマの一つです。後ほど詳しくお話しすることにします。

野生の生き物は基本的に老化しない

死ぬ前の動きが悪くなった状態を「老いた状態」とした場合、野生で生きている生き物でこのような「老いた状態」を見ることはほぼありません。飼いイヌや飼いネコの老いた姿は目にしますが、野生ではあり得ません。何百羽のフラミンゴの群れも、何千匹のイワシの群れも、全ての個体が元気に活動しています。生態系は、基本的に「食べる—食べられる」の関係で維持されているので、動きが悪くなるとすぐに「食べられて」死んでしまうのです。

特に小さな生き物は、他の動物の「餌」としての生態系の地位もあり、たとえ元気であっても油断したらあっと言う間に死が待っています。また、天敵が少ない食べられにくい生き物も、体力が衰えると自身で狩りをしたり食べることがうまくできなくなったりするので、やはり死んでしまいます。つまり野生では、食べられるか、食べられなくなって死んでしまうわけで、のんびり老後を迎えることはありません。

また、進化によって老化した状態が選択される、つまり老化した状態がその生物にとって生きやすくなったり、子孫を残しやすくなったり生存に有利に働くとは想像しづらいので、野生の生物に老化はそもそもないのです。

興味深いのは、一生穴蔵暮らしのハダカデバネズミです。ハダカデバネズミはその名の通り、体毛はほとんど生えておらず、出っ歯（ネズミは大体出っ歯ですが）の体長10センチメートル程度の小さなネズミです。地中に穴を掘って100匹程度の集団で暮らしています（図2－2）。

後でもまた出てきますが、女王ネズミは死ぬまで子供を産み、女王以外のネズミも全く

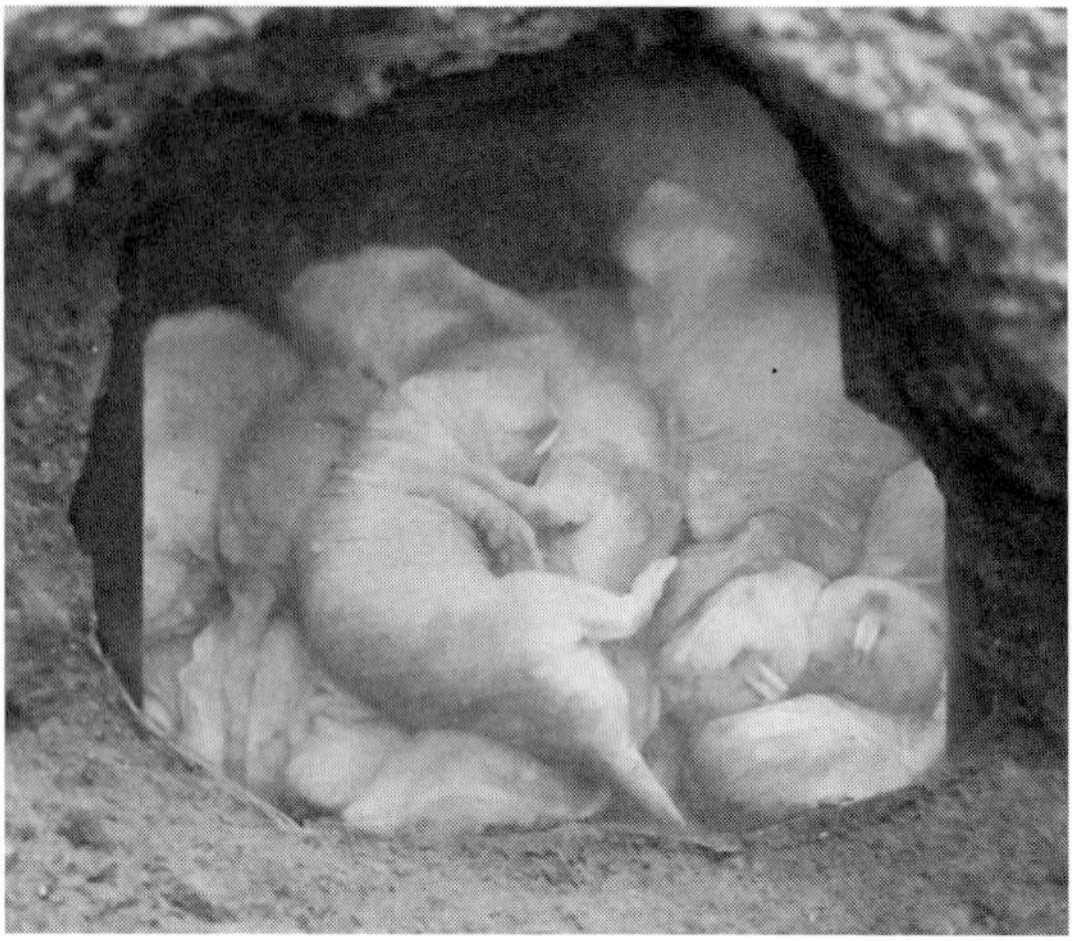

図2－2　ハダカデバネズミ

「寝室」で折り重なって眠るハダカデバネズミ（上野動物園にて撮影）。体温が低いので寄り添って眠ることが多い　＊撮影：小林朋弘

老いた症状を見せません。死ぬ間際まで普段通りの活動ができるように適応しているのです。

ヒトのように死に至る過程で徐々に老いていく「フェードアウト」的な死に方ではなく、いわゆる「ピンピンコロリ」ですが、実際にはそれ以上で、スイッチを切るようにして死ぬ「シャットダウン」的な死に方です。つまりハダカデバネズミに代表されるように、野生動物は基本的に老いないのです。

ハダカデバネズミが死ぬときの死因が何か気になりますが、自然死する個体がまだ少なく、詳しく調べられてはいません。がんにはならないことがわかっているので、おそらく循環器系、心臓や血管の消耗（トラブル）、感染症や外傷だと思います。

ゾウも老化しない

瞬時に老化するサケや、何が原因で死んでいるのかわからない穴蔵暮らしのハダカデバネズミは、ちょっと極端な例かもしれません。私たちヒトも含まれる大型哺乳類の例を見てみましょう。

哺乳類は一般に、体が大きいほうが長生きです。これには理由があると私は考えています。体が大きい生き物は、そもそも成長に時間がかかります。これ自体も長生きの理由です。加えてその長い成長の間、親が養育しないといけません。その分も親が長生きでないといけません。進化の過程で体が大きくなると同時に、それに付随して長生きの親が選択されてきたのでしょう。

進化は目的ではなく結果なので、この「長寿化」もまた、「たまたま」です。逆に体が小さい動物は、一般的に寿命も短いです。前にお話ししたように、食べられて死ぬことが多いので、そもそも長寿化にメリットはありません。どちらが有利か不利かは、その生きている環境によるのです。ちなみにヒトの場合は、体の大きさと寿命は関係ありません。統計的にはざっくりと言って中背でやや太り気味の人が長生きです。

話を元に戻します。まずは小さいほうから見ていきましょう。

よく例に挙げられるのはネズミの仲間です。ハツカネズミは妊娠期間が20日（はつか）のため、そのように名前がつけられました。生まれて成熟するまで2ヵ月なので、約3ヵ月で世代交代します。寿命は数ヵ月から1年で、鳥や他の動物に捕食されて死ぬ場合が多いです。ですので、慌てて子供を作るようにも見えますが、実際には進化の「選択」、つまり食われる前に子供を残せる「早熟」な種だけが生き残ってこられたのです。

実験室で人工飼育した場合は、捕食される心配はないのですが、やはり同じサイクルで子供を産みます。人工飼育では2年以上生きるものもいて、最終的にはがんで死ぬことが多いです。また後ほど詳しくお話ししますが、がんは遺伝子の変異で起こります。長く生きていればいるほど徐々に遺伝子に変異が蓄積してきて、がんになるリスクが高くなります。

もともとネズミは数ヵ月で食べられて死んでしまい、何年も生きることはないので、がんを抑制したり長生きに関わるような遺伝子はそもそも必要ではなく、あっても働きが弱いのです。たとえばp53というがんを抑制する遺伝子を、ゲノム編集でがんを発症している

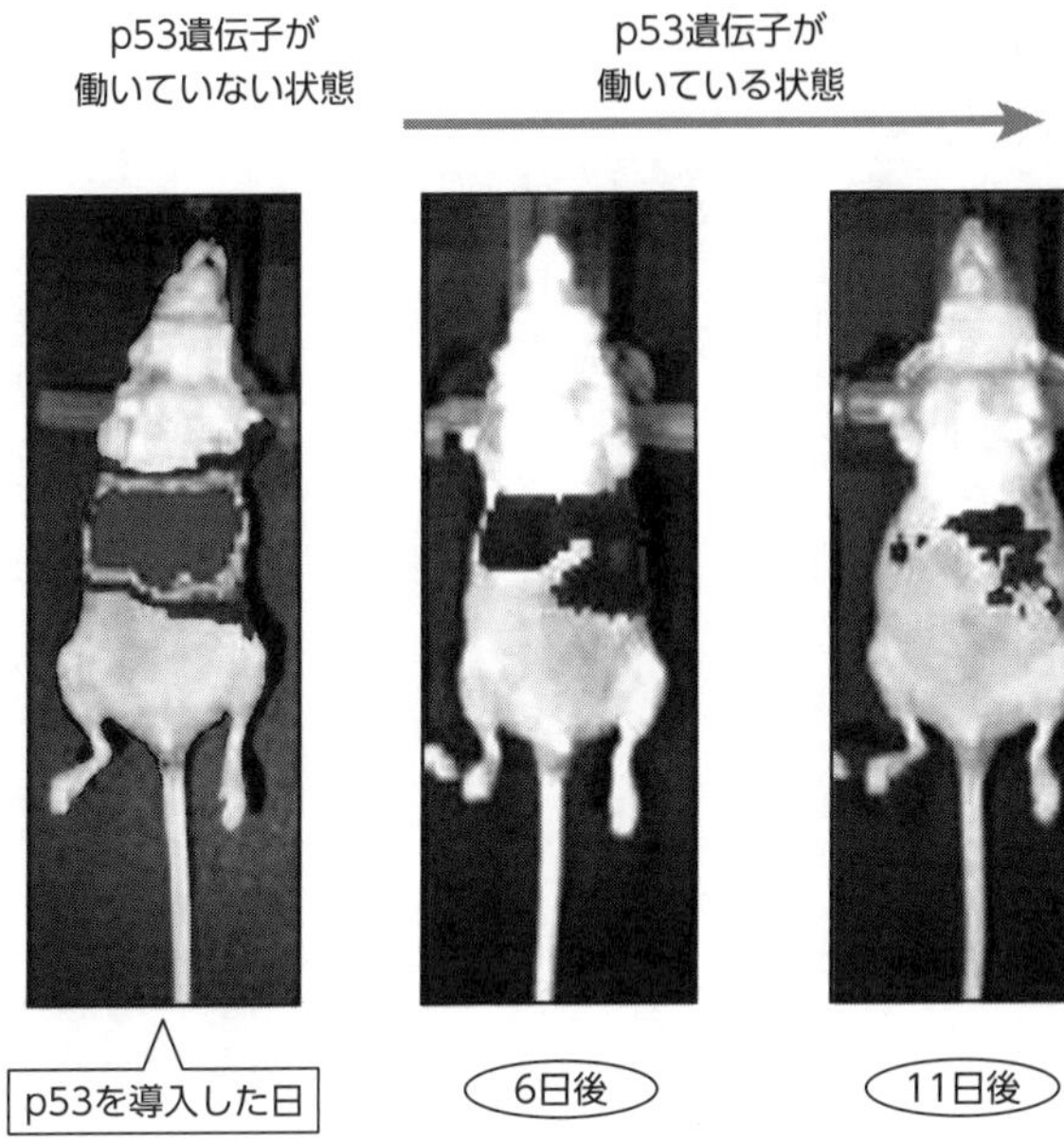

図2－3　がん細胞を排除するp53遺伝子

がんを発症しているマウスにp53遺伝子を導入すると、その働きでがん細胞がすごい勢いで排除される。画像の黒い部分ががん細胞。がんのみが写った画像とそのマウスの写真を重ね合わせている

*Xue et al., *Nature* , 2007, 445, pp656-660より一部改変

マウスに導入すると、2週間足らずというすごい勢いで全身からがん細胞が排除されます（図2－3）。

p53遺伝子は、DNAの傷を感知し、傷が少ない場合は修復し、多い場合はその細胞を殺して発がんを防ぐ働きがあります。このようながんを防ぐ遺伝子の働きが弱いのです。

今度は大きい動物です。ヒト以外の陸上哺乳類で最も寿命が長いのはゾウです。ゾウは60年以上生きるものもいます。ゾウのような大型哺乳動物は、元々食べられて死ぬ個体は少ないので、人の手で飼育しても寿命は延びません。逆に、狭い檻暮らしによるストレスのために、寿命が短縮する場合もあるのかもしれません。

興味深いのは、ゾウはあれだけ体が大きくて細胞の数も多く、寿命も長いのに、がんにはほとんどなりません。言い方を換えれば、がんにならないから長生きだとも言えます。ゾウががんにならない理由を調べた研究があります。結果として見つかったのは、先ほどのp53の遺伝子の数です。なんと20個もあることがわかりました。加えて、リフシックス（LIF6）というp53の働きをさらに助ける遺伝子もゾウにだけ存在します。

ゾウの細胞を試験管に取り出して紫外線や放射線などを当て、DNAの傷に対する感受性（どのくらい死にやすいか）を調べた研究もあります。結果は意外なことに、DNAの傷に非常に弱いことがわかりました。つまりゾウの長生きの理由は、傷ついたＤＮＡを持つ細胞を修復して生かすのではなく、容赦なく殺して排除する能力に長けているためと考えられます。

老化して傷ついた細胞も同じように排除されるため、ゾウは基本的には老化症状を示さず、死ぬときには心筋梗塞などの循環器系の不具合が原因で、ピンピンコロリというわけです。結果的に、「老いたゾウ」は存在しないのです。

私たちヒトにとって少しずつ老いていく「老化」はごく身近なものですが、自然界の生物を見渡すと、とても珍しい現象だったのです。

第3章　老化はどうやって起こるのか

ヒト以外のほとんどの生物は老いずに死ぬ――前章でお話ししたこの事実は、日々、老いの現実に向き合い、ピンピンコロリで楽に死にたいと願う私たちから見たら意外に感じるでしょう。羨ましいと思う方もおられるかもしれません。

ヒトの死に方は、食べられて死ぬマウスにも老化しないゾウやハダカデバネズミのどちらにも似ておらず、一番近いのは、あえて言うのなら飼育されたマウスです。飼育されたマウスは、本来の「食べられて死ぬ」というメインの死因を免れ、想定外の長い寿命（と言っても2年ほどですが）を生きることで老化し、病気になって死んでいきます。

マウスにとって飼育された環境というのは不自然な状況ですから、本来、死に向かう過程で長い時間をかけて徐々に老いていくというのは、ヒト特有の現象のようです。ではこの老化は、どのように引き起こされるのでしょうか？　そして、ヒトはどのように老いていくのでしょうか？

DNAが壊れると老化する

老化の過程は、まず細胞が老化して、細胞が構成する組織、臓器の働きが悪くなり、個体全体が衰えていく……という経過をたどります。大元の細胞の老化が引き起こされる原因として、私も含めた多くの研究者が支持している仮説は「エラー蓄積仮説」です。これ

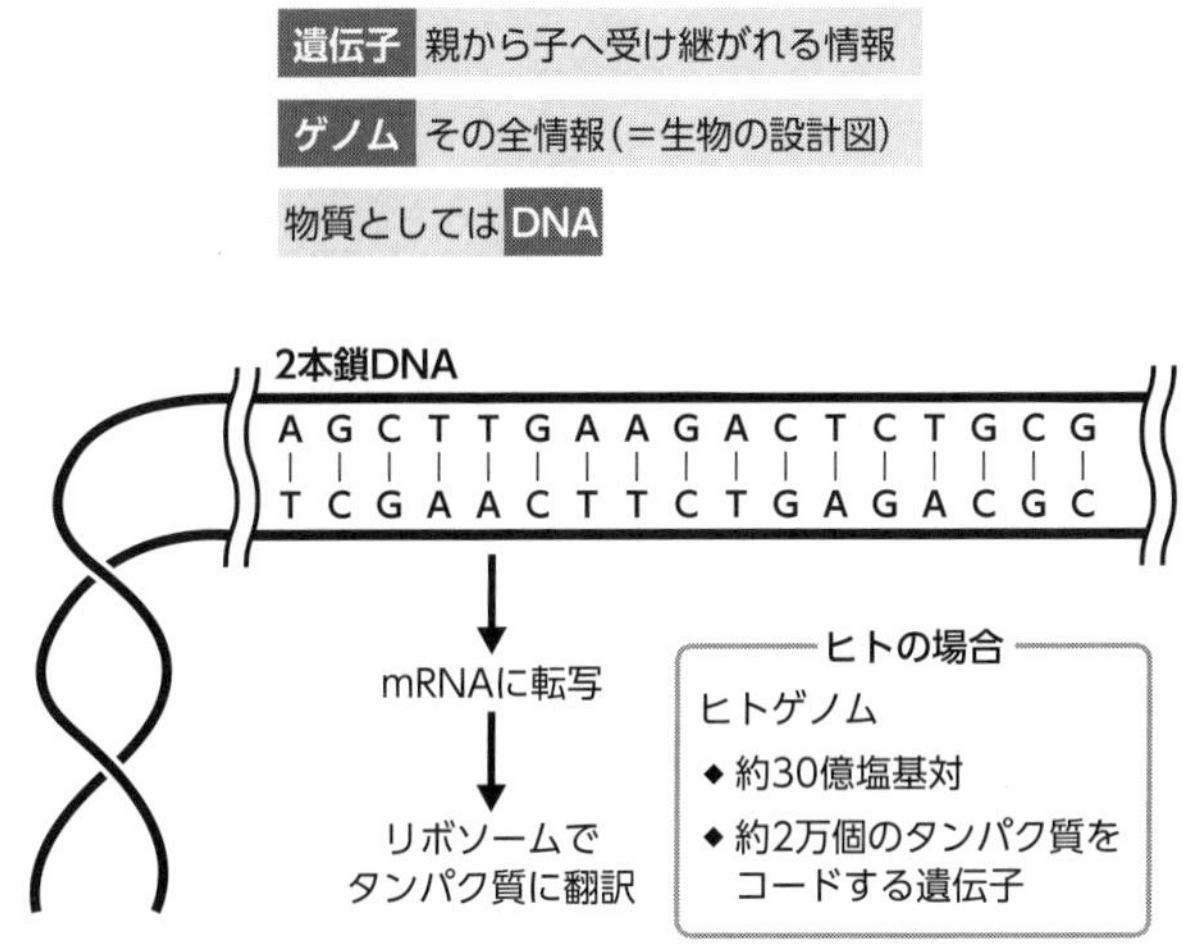

遺伝子 親から子へ受け継がれる情報
ゲノム その全情報(=生物の設計図)
物質としては DNA
2本鎖DNA
A G C T T G A A G A C T C T G C G
T C G A A C T T C T G A G A C G C
mRNAに転写
リボソームで
タンパク質に翻訳
ヒトの場合
ヒトゲノム
◆約30億塩基対
◆約2万個のタンパク質をコードする遺伝子

図３－１　遺伝子、ゲノム、DNA

は遺伝子ＤＮＡに徐々に傷が溜まってきて、細胞の機能が徐々に低下するというものです。

ここで遺伝子、ＤＮＡについて少し復習させてください。「遺伝子」は親から子へ伝えられる遺伝情報です。生物1個体分の遺伝情報を「ゲノム」と言います。ここでは、遺伝子とゲノムはほぼ同じ意味と思ってもいいです。この「遺伝情報」はデジタル情報で、Ｇ、Ａ、Ｔ、Ｃというブロック「塩基」の並び順で決まります。この塩基が連なったひも状の分子を「ＤＮＡ」と言います（図3－1）。

構造は第1章でお話しした「生命のタネ（種）」、ＲＮＡと極めて似ています。違うところは、ＲＮＡではＧとＣ、ＡとＵがペアを作りますが、ＤＮＡの場合、ＧとＣは同じですが、ＡはＴとペアを作り2本鎖を形成します。ちなみに、受験生はＧとＣの結合を巨人―広島と憶えましょう。サッカーファンはガンバ―セレッソでも構いません。

ＤＮＡの長さを表すときには、Ｇ－Ｃ、Ａ－Ｔの対《つい》の数で数えます。ヒトのゲノムは約30億塩基対あります。1つの細胞には、1つは母親から、もう1つは父親からもらった2セットがあり、合計約60億塩基対となります。ＤＮＡにエラーが蓄積するという意味は、このＧ、Ａ、Ｔ、Ｃの配列が少しずつ変化することを言います。

このエラーの蓄積が老化の原因と考える根拠は、主に2つあります。1つ目はヒト早期

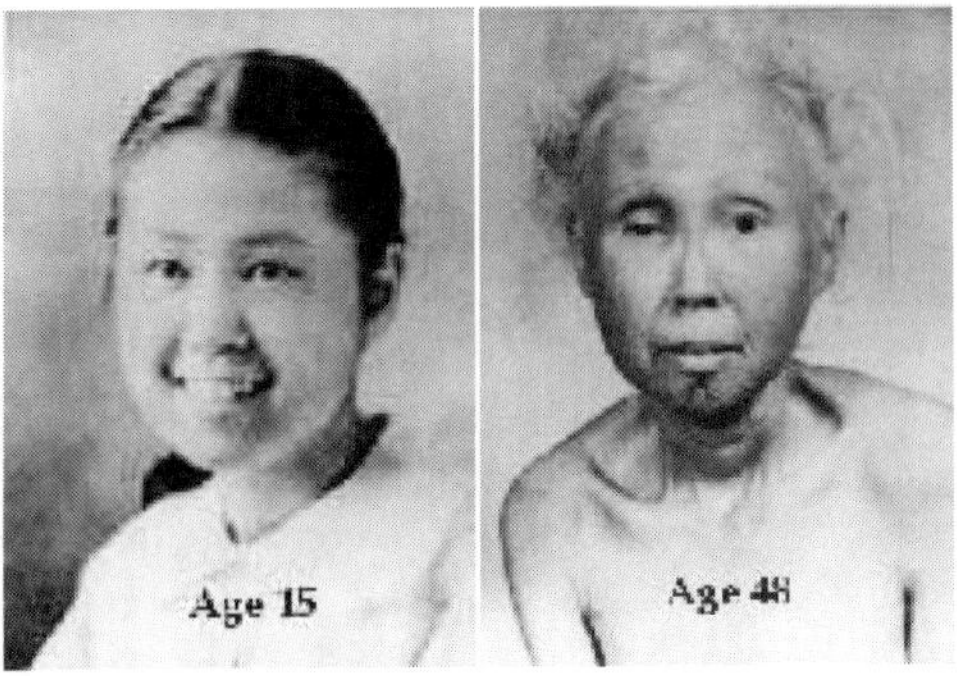

図3－2　ウェルナー症候群の患者さんの変化

左が15歳のときで、右が48歳のとき。思春期後に老化が急速に進む

＊ウェルナー症候群 国際レジストリ（ワシントン大学病院）より

老化症という遺伝病の存在です。その代表例、ウェルナー症候群の患者さんは、思春期を過ぎたあたりで急速に老化症状（白髪、脱毛、動脈硬化、骨粗鬆症、糖尿病など）が現れ、50歳前後で亡くなることが多いです（図3－2）。

早期老化症は、ウェルナーの他にも5種類ほど知られていますが、興味深いのは、それらの多くがDNAの修復に関わる遺伝子の変異で引き起こされているということです。

DNAの傷は、細胞が分裂するときのDNA複製時のミスや太陽からの紫外線などにより生じます。通常それらの傷のほとんどは修復酵素に直されますが、その効率は100％ではなく、必ず直し残しがあります。それらの傷の蓄積がヒト早期老化症の患者さんでは健常者に比べて増えており、老化が加速していると考えられています。そのため、ある程度の年齢までは症状があまり現れないのです。

DNAの傷の蓄積が老化の原因と考える2つ目の根拠は、放射線や有害化学物質などDNAを傷つけるものは、老化を促進して寿命を短縮するからです。紫外線も同様で、日によく当たる手の甲や顔は、日が当たらない背中やお尻に比べると圧倒的に老化が速いです。日焼け止めは重要ですね。


まとめると、加齢とともに徐々にDNAが壊れて、遺伝情報（設計図）であるゲノムがおかしくなります。その結果、細胞の機能が低下し、老化して死ぬわけです。またDNAが壊れてくると、細胞がそれを感知して積極的に細胞老化を誘導します。これは細胞の機能が低下する過程で、がん化などが起こるのを防ぐための生理作用でもあります。つまり細胞の品質悪化の兆候が見られたら、すぐに老化スイッチをオンにして、暴徒化（がん化）するのをあらかじめ防ぐのです。先ほど出てきたp53もその役割を担っています。

以上、述べてきたように老化誘導のスイッチが押されるきっかけは、DNAが壊れることです。これは、第1章でお話しした生命誕生時の進化のプログラムがそのまま動き続けていることを意味しています。かつては生命のタネ（種）であったRNAやDNAが、分解と再編成、選択を繰り返し生命へと進化しました。この遺伝情報の「分解＝死」が、いまだに細胞レベルでも、さらにはそれが集まった個体レベルでも、細胞あるいは個体を死なせて進化のプログラムを動かす原動力となっているのです。

このDNAが壊れていく過程が、「老化」を引き起こし、そして「死」につながっていると私は考えています。言ってみれば、太古の地球から続いている生命を継続させるルールみたいなものです。

飲んでよし、食べてよし、研究してもよし

ちょっと堅い話が続いたので、少しだけ私のやっている「面白い」研究を紹介させてください。私は主に酵母菌というカビやキノコの仲間を使って、細胞の老化の研究をしています。

酵母菌はブドウやイチゴなどの果物の表面についていて、中から滲み出てくる糖分を餌にしています。ブドウを皮ごとぐしゃぐしゃに潰して樽に詰め、蓋をして酸素を遮断すると、種皮についていた酵母菌がブドウの糖分を分解してアルコール発酵を行い、ワインができます。ワインだけでなくビールも日本酒も酵母菌の発酵作用を利用して作られます。また酵母菌をパン生地に混ぜて発酵させるとパンを膨らませます。大変役に立つ生物ですね。

食生活のみならず、酵母菌は真核細胞（核を持つ細胞）のモデル生物として、研究でも大活躍しています。モデル生物というのは、同じ生物の仲間の中でも、実験室で簡単に安全に飼育や繁殖可能で、遺伝子の組換え実験がやりやすく、構造がシンプルで研究がしやすい生物のことを言います。要するに取り扱いが簡単ということですね。

たとえば魚類のモデル生物はゼブラフィッシュ、昆虫はショウジョウバエ、哺乳動物はハツカネズミ、植物はシロイヌナズナといった具合です。実際に酵母菌の研究から、細胞増殖やDNAの複製、染色体の分配、遺伝子の発現調節、組換え、修復など、細胞内で起こるほとんどのメカニズムがわかりました。

酵母菌を使った研究でノーベル賞もたくさん出ています。記憶に新しいところでは、東京工業大学（2024年度から東京科学大学に名称変更予定）の大隅良典先生は、酵母菌を使ったオートファジーの研究で2016年にノーベル生理学・医学賞を受賞しています。オートファジーというのは食べ物が少なくなると細胞の中の自身のタンパク質などを分解して栄養を補うリサイクル機構です。

最近ではゲノム編集や飼育技術が進歩し、モデル生物以外の多様な生物も徐々に研究できるようになり、生物の、特に多様性の理解に貢献しています。

酵母がさらにすごいのは、酵母菌はヒトの細胞のように老化現象を示します。大体20回前後で分裂を完全に停止して、死んでしまうのです。たったの2日間の命です。通常1回の分裂に要する時間が約90分ですが、分裂回数が20回に近づくと老化してゆっくりになり、加えて細胞が膨らんで大きくなります。さらにそこから生まれる細胞（娘《むすめ》細胞と言います）も異常があり、すぐに死んでしまいます。

ちなみに組織から取り出して試験管で培養したヒトの細胞は、約50回分裂して老化して死にます。1回の分裂に大体1〜2日かかるので、数ヵ月の命です。この酵母菌の寿命の短さと実験操作のやりやすさは、老化研究に最適です。実際にいくつかの重要な寿命に関わる遺伝子が、酵母菌から発見されています。ヒトにも存在するサーツー（SIR2／動物細胞では「サーチュイン」と呼ばれる）という長寿遺伝子はその代表例です。このお話は後ほどまた出てきます。

ゲノムにも弱点がある

さて、細胞の老化の原因となるDNAの傷は、放射線や紫外線、化学物質など外からの刺激によって引き起こされる場合もありますが、細胞が分裂する前に起こるDNAの複製、つまりコピー時のトラブルとしても頻繁に起こります。私たち一人一人の起源は、母親の卵と父親の精子が受精してできた1つの細胞（受精卵）です。それが大人になるまでに何度も分裂して37兆個の細胞の集合体になります。

恐るべきことに、それら37兆個の細胞全ては、受精卵のときに持っていた体全部を作る遺伝情報（ゲノム）を持っています。つまり、細胞が分裂するときにDNAを完全に複製（コピー）して新しい2つの細胞に受け渡すのです。この複製の作業は結構大変です。なんせヒト一人分の設計図（ゲノム）を複製するわけで、その量が膨大なのです。DNAに塩基（G、A、T、C）の並び順として書かれたその数は全部で60億塩基対、長さにして2メートルあります。それらが100分の1ミリメートルの大きさの細胞核の中に折り畳まれて入っています。その状態のDNAを数時間で複製するわけですから、大変な作業であることが想像できます。

さらに、DNAには複製しにくいところもあります。代表例としては反復配列と呼ばれる同じ塩基配列が繰り返し登場する場所です。DNAは相補的な配列同士（GはC、AはT）がくっついてできた2本鎖なので、反復配列では「ずれて」隣の配列と2本鎖を作ったりします（図3－3）。つまりこんがらがるのです。

そのようなこんがらがりやすいところでは、DNAの複製もうまくいきません。言ってみれば、ファスナーが開かなくなった状態です。そこではDNAが切れたり傷が生じたりします。これはゲノムの弱点です。

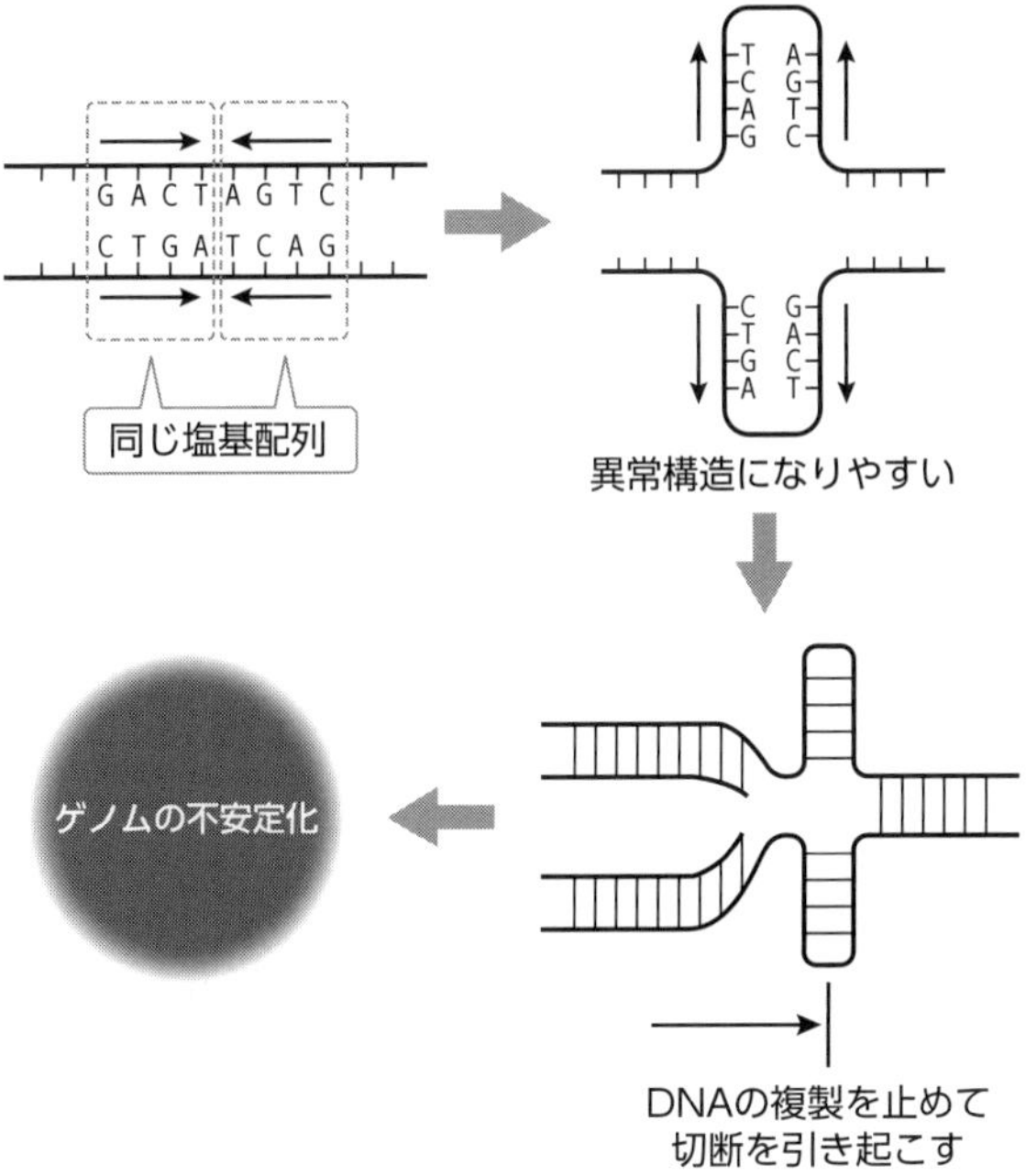

図3-3　DNA の反復配列とゲノムの不安定化

同じ塩基配列が続いた箇所では、異常構造が作られやすい。DNA がコピーされる際、異常構造の場所で複製がストップし、DNA が切れたり傷ができたりする。これがゲノムの不安定化につながるゲノムには巨大な反復配列があります。それはリボソームＲＮＡ遺伝子と呼ばれているところです。第1章で紹介したように、リボソーム（〔調理人〕にたとえました）は細胞質でアミノ酸からタンパク質を作る装置です。そのリボソームの中心的な機能を担うのがリボソームＲＮＡで、そのＲＮＡを作る遺伝子がリボソームＲＮＡ遺伝子です。

リボソームは細胞の中で最重要な装置で、しかも最も多量に（全ＲＮＡの60％！）存在するので、それを作る遺伝子も１つでは全然足りません。酵母では、なんと１つの細胞に約１５０個、ヒトでは約３５０個が染色体上に直列に並んだ反復遺伝子として存在します。このようなこんがらがりやすくて壊れやすそうな、しかも巨大な領域は他にはありません。実際に酵母では、分裂のたびにコピー数が変化し壊れていく様子が観察されます。

すごいのはここからです。細胞も、この壊れやすい領域を放置はしていませんでした。リボソームＲＮＡ遺伝子を壊れにくくしている遺伝子がいくつか見つかったのです。その一つが前節の最後に述べたサーツー（ＳＩＲ2）です。サーツータンパク質を細胞内で大量に作らせて、リボソームＲＮＡ遺伝子を壊れにくくしてやると、酵母は通常は約20回で死ぬところ、なんと約26回分裂できるようになりました。30％ほど寿命が延びたのです。

さらに興味深いのは、この寿命を延ばすサーツー遺伝子は、酵母だけでなくマウスにもヒトにもありました。マウスで同様にサーツーを大量に作らせると、マウスの寿命も約20％延長しました。想像するに、ヒトでもマウスと同じように寿命が延ばせるかもしれません。

リボソームRNA遺伝子は、タンパク質を作る遺伝子です。タンパク質は生物を構成する基本物質ですので、リボソームRNA遺伝子はおそらく生命史上一番はじめにできた遺伝子の一つだと推察されます。このような最初にできた遺伝子の壊れやすさが、寿命を決めていると考えると、やはりゲノムが壊れて死ぬことは、生物にとってその誕生以来続いている普遍的な原理なのだと思います。

4年で新しい体に変身！

酵母のような単細胞、つまり1つの細胞で生きている生き物にとって、「細胞の老化」はイコール「個体の老化」であり、そして最終的に「細胞死」がイコール「個体死」ということになります。

一方、私たちヒトのような多細胞生物は文字通りたくさんの細胞からできているわけで、細胞がいくつか死んでもそんなのはたいしたことではありません。赤ちゃんでも、細胞は常に老化して死に、分解されたり免疫細胞に食べられたり、皮膚の場合は垢《あか》として捨てられたりしています。そうしていなくなった細胞の代わりは、幹細胞という新しい細胞を作り出す細胞によって補われます。幹細胞は寿命が長く、中には一生涯生き続け、新しい細胞を作り続けるものもいます。

ヒトの細胞の中で一番数が多い血液の細胞は、約4ヵ月で新しい細胞と入れ替わります。造血幹細胞という骨髄にある細胞が常にジャンジャン新しい細胞を作っています。対して、寿命が長く、なかなか入れ替わらない細胞は骨の細胞で、約4年周期です。ですので、大体4年で体の細胞はほぼ新しく入れ替わると考えていいでしょう。

余談ですが、血液のがんである白血病になると、その患者さんのがん細胞が混じっている造血幹細胞を全て取り除き、ドナーの人の骨髄細胞の一部を移植して治療します。造血幹細胞はどんどん増えてすぐに復活するのでこんなことができるわけです。

このように細胞は、老化しては新しい元気な細胞と入れ替わる「ターンオーバー」を繰り返しているので、一般的な細胞の老化は個体の老化とは関係がなさそうです。

一方、個体の老化に直接関わってくるのは、幹細胞の老化です。つまり新しい細胞の供給が減ると、組織の機能の低下につながります。肝臓や腎臓の機能低下が健康に重大な影響を及ぼすのは、ご存じの通りです。また造血幹細胞が老化して赤血球の生産が減ると、全身への酸素の供給が不足し、同じ造血幹細胞からできるリンパ球が減ると免疫機能が低下して、病気になったり感染症に対する抵抗力が下がったりします。このように幹細胞の老化は、個体の老化に直結しています。

前にお話ししたように、細胞レベルの老化は、ゲノムの傷の蓄積によります。つまり、生涯生き続けている幹細胞は、それだけ分裂回数を重ねているので傷も溜まっています。幹細胞の老化が、個体の老化の原因の一つとなっているのです。

いくつになっても心（脳と心臓）は変わらない

ヒトの老化の原因について、細胞レベルでは先ほどお話ししたように、新しい細胞の供給能力の低下、つまり幹細胞の老化の影響が大きいです。これが低下すると、臓器や組織の機能が低下していわゆる「ヨボヨボ（虚弱）」な状態を作り出してしまいます。

もう一つの原因は、細胞が入れ替わらない臓器の細胞の老化です。それは脳と心臓です。もちろん胎児のときには細胞分裂をしていますが、生後まもなく増殖を停止し、脳と心臓を構成する細胞は、その数が減ることはあっても増えることは（一部を除いて）ほぼありません。むしろ脳全体の細胞が入れ替わったりしたら記憶が維持できなくなるので大変ですね。別人になってしまいます。

神経細胞は全てが使われてはいないので、あまり使われていない神経細胞が少しずつ減っていく分には、別の回路で補塡できる場合もあります。多少の変化、昔のことが思い出しにくくなるなど、はあるかもしれませんが、大きな問題にはなりません。ただアルツハイマー病のように脳の組織が広範囲にわたって死んでしまう病気では、それらに代わる神経回路の確保ができず、認知症となってしまいます。

心臓の細胞（心筋）は大きく太くなることはあっても、新しいものと入れ替わることはありません。心筋症や心筋梗塞で心臓の細胞が減ると、心臓がうまく機能しなくなります。これはいわゆる心不全と呼ばれる状態です。心臓の細胞の一部が死んで調子が悪くなった場合は、回復が難しく致命傷となることが多いです。

ここまでお話ししてきたように、遺伝子ＤＮＡの傷は細胞を老化させ、それが細胞を供給する幹細胞で起こると臓器の機能を低下させ、全身の老化を引き起こします。また脳と心臓の細胞は入れ替わらないので、ある意味「消耗品」的な臓器です。それらの不調は回復不可能な致命傷になります。

少しまとめますと、幹細胞による新しい細胞の供給能力と、脳と心臓の機能低下が個体を老化させ、それらの耐久年数がヒトの寿命を決めているのです。そしてその根本原因は、細胞の老化であり、その中の遺伝子ＤＮＡが徐々に傷ついて壊れていくためです。

居座り老化細胞の悪行

老化を引き起こす根本原因は、これまでお話ししてきたようにDNAの傷、つまりDNAが壊れ、細胞の働きにブレーキをかけることです。これは生命誕生から脈々と続いている遺伝物質（RNA/DNA）を壊しては作る「進化のプログラム」がそのまま続いていることを意味しています。

加えて最近わかってきたことですが、幹細胞が老化して新しい細胞の供給が減り、細胞の入れ替わりがうまく起こらないと組織にも悪影響を及ぼします。皮膚の細胞は幹細胞が真皮の上にあり、分裂した細胞は外側、つまり表皮のほうへ移動して、最後は垢として剝がれ落ちるので問題はないですが（図3-4上）、内臓などの組織では老化細胞は内側にあり、自身で死んで分解するか、あるいは異物を排除する役目のリンパ細胞に食べられて排除されます。

ところが幹細胞の老化によって新しい細胞の供給が減ると、この老化細胞の排除がうまくいかなくなります。結果、老化細胞はそのまま居座り、炎症性サイトカインという炎症を引き起こす物質を出し続けます（図3-4下）。炎症性サイトカインは本来、怪我などで傷ついた細胞がリンパ球を集めたり、周りの細胞の分裂を促したりする大切な役割がありま

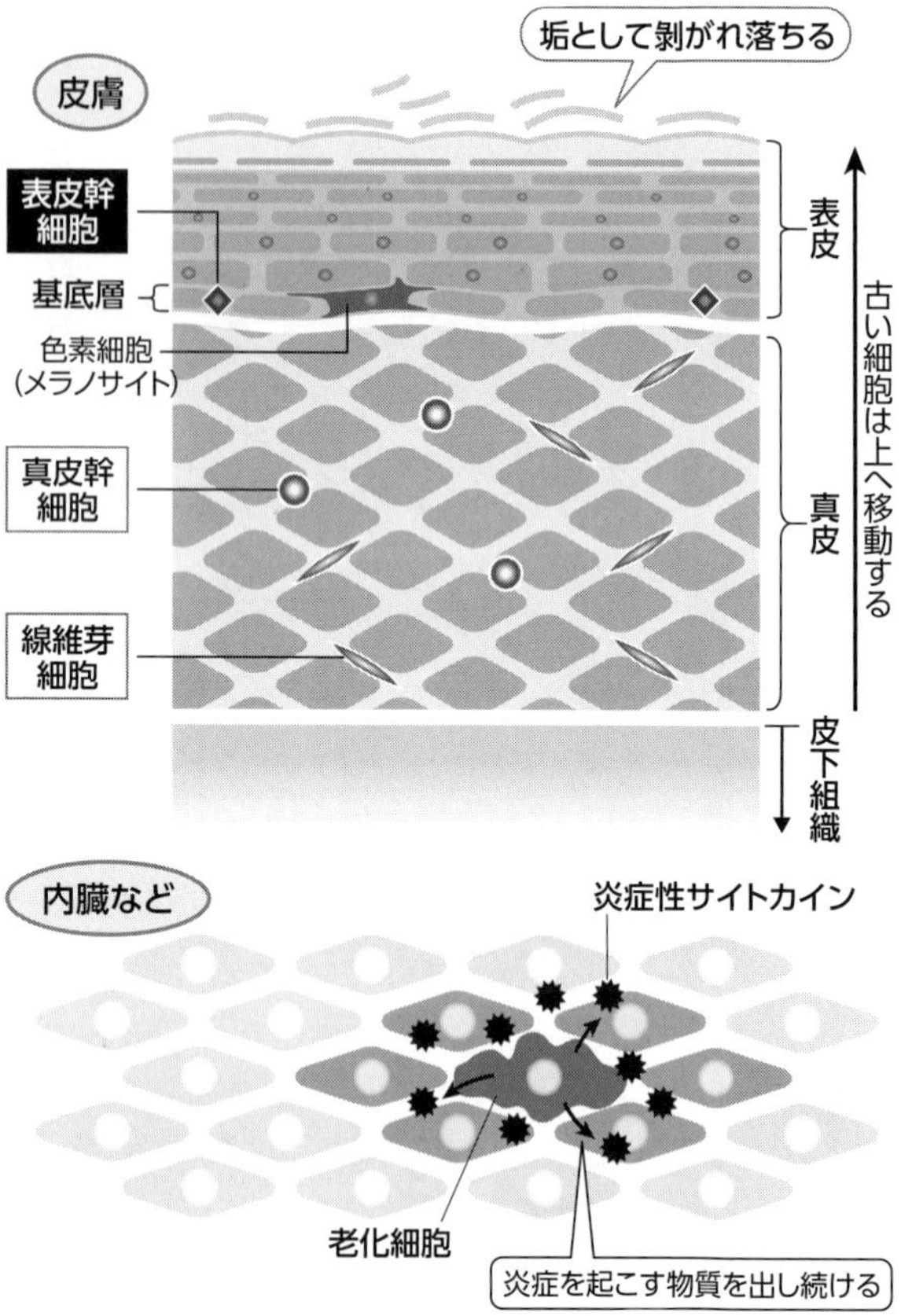

図3－4　皮膚と内臓などの細胞老化の比較

皮膚では老化した細胞は表皮のほうへ移動していって垢として剝がれ落ちるが（図上）、内臓などの組織では老化細胞は内側に居座り、炎症を起こす物質を出し続ける場合がある（図下）

すが、「居座り老化細胞」が出し続ける炎症性サイトカインは、周りの細胞の炎症を増大させ、臓器の機能低下やがん化を引き起こす場合があります。

また、ここでもがんを抑える遺伝子p53が活躍しており、老化細胞の自死を促す作用があります。実際に前述のp53をたくさん持っていて老化しないゾウでは、このような居座り老化細胞はほとんど存在しないことがわかっています。

最近ではこの居座り老化細胞に対して、p53の働きを強めて細胞の自死を誘導させたり、老化細胞の膜にあるPD－L1というタンパク質を不活性化して、免疫細胞に攻撃されやすくし強制的に除去するなど、さまざまな方法の「老化細胞除去」技術が開発されています。興味深いことに、このような技術により、マウスでは加齢に伴う臓器の機能低下、つまりヨボヨボ状態を防ぐことにある程度成功しています。将来的にはこの方法で、ヒトでも健康寿命を延ばせるかもしれませんね。今後の研究に期待です。

ヒトの寿命は本来55歳!?

ここまでで、ゲノムの傷によって老化が引き起こされるというミクロの視点からお話をしてきました。ここからは、それが寿命にどのように影響するのか、見ていきましょう。

チンパンジーやゴリラに比べると、ヒトの寿命は飛び抜けて長いです。ヒトは老化および寿命に関して、非常に特殊な生き物なのです。

日本人の平均寿命は最近100年間、毎年平均0・3歳ずつ延びており、大正時代に比べてほぼ2倍になりました。生物として何かがこの短期間に変化したわけではなく、社会の変化、つまり栄養状態や公衆衛生の改善により若年層の死亡率が低下したおかげです。

では、本来の生物学的なヒトの寿命はどのくらいでしょうか？　私は50〜60歳くらいではないかと考えています。そう考える根拠はいくつかあるのですが、中でも強いものを3つ挙げてみます。

1つ目は、ゴリラやチンパンジーの寿命からの推定です。ゴリラやチンパンジーの最大寿命は大体50歳前後です。ヒトとゴリラやチンパンジーは、見た目かなり違いますが遺伝情報（ゲノム）はほぼ同じ（チンパンジーは98・5％同一）です。ヒトはちょっと賢い（？）だけで、同じ大型霊長類の仲間なのです。ですので、ヒトの肉体的な寿命も彼らと似ている、つまり50歳前後、と考えるのはありだと思います。

2つ目の根拠は、「哺乳動物の総心拍数は一生でほぼ20億回仮説」からの推定です。ちょっと長い仮説名称ですが、簡単に言うと、哺乳動物の一生涯の総心拍数（心臓の拍動回数。〝ドックン、ドックン〟の数）は、寿命が2〜3年のハツカネズミも60年のゾウもほぼ同じで大体15

億～20億回というものです。実際にネズミの拍動は1分間に600回と非常に速く、逆にゾウのそれは1分間に30回とゆっくりで、それに寿命をかけるとほぼ同じ回数に収まります。

前にお話ししたように、心臓は再生しない消耗品であり、使った分だけ劣化すると考えると、理にかなった説だと思います。心拍数20億回を限界としてヒトの寿命を計算すると、やはり50歳前後になります。つまりヒトのハード（肉体）としての寿命は、本来はそれぐらいだということです。

3つ目はがんです。ヒトは、55歳くらいからがんで亡くなる人数が急激に増加します。これはこの年齢以上に生きることが想定されていない、進化の選択がかかっていなかったことを意味しています。というのは、野生の哺乳動物でがんで死ぬものがほとんどいないので、ヒトも本来はがんになる前、つまり55歳よりも前に死んでいたのでしょう。

以上3つの理由から、ヒトの本来の寿命は55歳くらいというのはそれほど間違っていないと思います。しかし実際には、それよりも30年程度長く生きています。これは一体なぜなのでしょうか。

ヒトのゲノムは壊れにくい

2022年4月、『ネイチャー』というイギリスの科学雑誌に興味深い論文が掲載されま

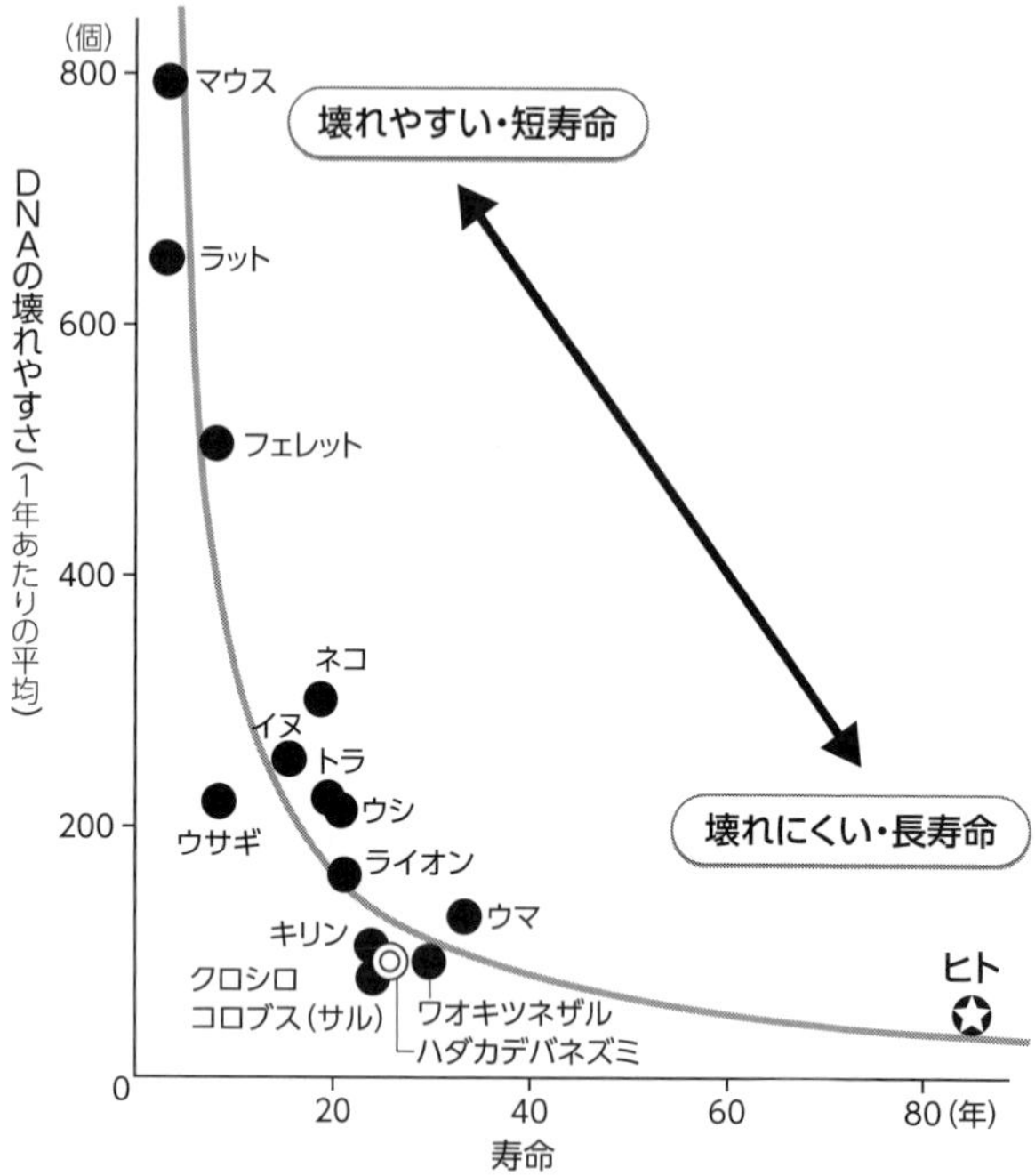

図3-5　遺伝子の変異率と寿命の関係

DNAが壊れやすい動物は寿命が短く、壊れにくい動物は寿命が長い傾向にある

*A. Cagan et al., *Nature*, 2022, 604, p517-524をもとに作成

した。それはいろいろな動物の遺伝子の変異率を調べたものです（図3－5）。変異率とはゲノム（DNA）の変わりやすさを示したもので、「DNAの壊れやすさ」と考えてもいいと思います。

その論文によると、寿命が2年のマウス（ハツカネズミ）と30年のハダカデバネズミを比べると、マウスの遺伝子の変異率が10倍程度高い、つまり壊れやすいことがわかりました。寿命もハダカデバネズミはハツカネズミの10倍程度長いです。ヒトのゲノムは、ハダカデバネズミよりもさらに変化しにくく壊れにくいです。ヒトの寿命はハダカデバネズミよりも3倍弱長いです。遺伝子の変異率が低い、つまりゲノムが壊れにくいと、細胞の機能は落ちないですし、がんにもなりません。この論文の結論は、ゲノムの壊れにくさが、寿命を決める一因だということです。

この論文では、寿命だけでなく、遺伝子の変異率と体の大きさの関係も調べています（図3－6）。こちらは変異率ほどきれいな相関は見られませんが、傾向はあります。

先にもお話ししたように、体が大きい動物のほうが一般的に長生きです。これは成長するのに時間がかかるので、その分長生きになったのでしょう。養育期間も長くなるので、親も長生きでないといけません。しかし結果的にそうなったというだけで、順序としては長生きになったから体が大きくなったというほうが自然です。

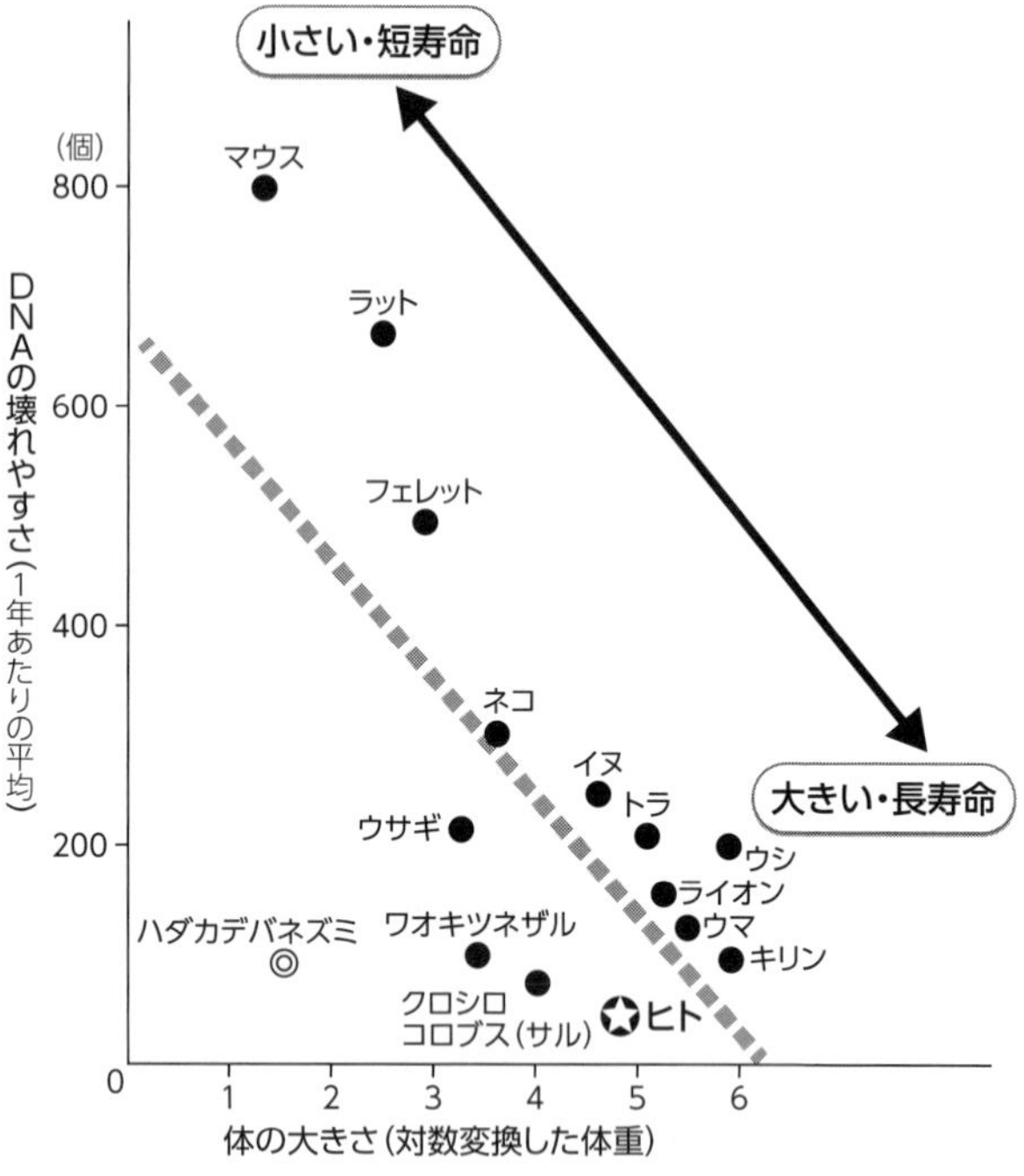

図3-6　遺伝子の変異率と体重の関係

DNAが壊れやすい動物は体が小さくて寿命が短く、壊れにくい動物は体が大きくて寿命が長い傾向にある

*A. Cagan et al., *Nature*, 2022, 604, p517-524をもとに作成

つまり最もシンプルなストーリーは、まず遺伝子の変異が起こり、DNAの修復能力が上がりました。すると老化が抑えられ、がんにもなりにくくなり長生きになります。その間いっぱい食べて体が大きくなったということなのかもしれません。

体が大きいことが有利な環境に生きている生き物だとすると、大きいほうが選択されて、ますます大きくなったと推察されます。キリンの首が長くなったのと同じ理屈です。こちらは変異によってたまたま首の長いのが現れて、その環境、たとえばキリンだけが食べられる高さに餌が豊富で、たまたま有利だったのでしょう。進化のプログラム「変化と選択」の結果です。

ハダカデバネズミは例外的に寿命が長い？

ハダカデバネズミは、この「体の大きさが寿命を決める仮説」からかなり外れています。小さい体の割に、例外的に寿命が長いです。おそらくハダカデバネズミの特殊な生活環境が関係しているのだと思います。

前にも紹介しましたが、ハダカデバネズミはアフリカの砂漠の地中にたくさんの部屋を擁する穴を掘って、アリのように集団で暮らしています（第2章 図2－2参照）。まずこの「地中」という生活空間では、いくら寿命が長くても体が大きくなるのは無理ですね。大きくなるメリットなしです。進化的には大きいことが選択されなかったということです。かといって外の暮らしは、天敵の存在など別の理由で困難だったのでしょう。先に寿命が延び、その後、体が大きくなるはずだったのが、そうはならなかったのです。

アリと似ているのは巣だけではなく、社会構造も似ています。女王ネズミがいて、その1匹だけが出産し、他の個体（ワーカー、日本語では「働きネズミ」）は分業して子育て、巣作り、防衛、食料の調達などの役割をこなします。ただ天敵は少なく、まれにヘビが侵入を試みるくらいです。またアリとの大きな違いは、ハダカデバネズミは基本的には草木の根などを食べるので、巣から出てくることはありません。このような「安全な安定した環境」では、一般的な小型のネズミのように、捕食されるまでにできるだけ早く成熟して子供を作るという生存戦略は必要ないのです。

加えて集団生活による分業制は、ワンオペで全てこなすよりもストレスや労働時間を減らします。生理的には、穴蔵生活で体温の低下や酸素消費量の減少、代謝の低下が起こり、DNAにできる傷の数は減りました。

また寿命が長くなることで世代交代の時間も長くなり、その分、子の教育などに時間がかけられます。するとさらに分業の効率化が進み、これがまた長寿につながるという「寿命延長の正のスパイラル」に見事にハマったのだと思います。さらにハダカデバネズミもゾウと同様に老化しません。老齢個体も若い個体と同じように仕事をこなします。と言っても、老若問わず昼寝していることが多いのですが。

まとめると、同じネズミの仲間でも、生活環境や社会構造によってかなり寿命に差が生まれるということです。

ヒトも例外的に寿命が長い

ヒトも、他の大型哺乳類に比べると例外的に寿命が長いです（図3－5参照）。こちらも「体の大きさが寿命を決める仮説」からかなりかけ離れています（図3－6参照）。体の大きさの割にDNAの修復能力がずば抜けて高いのです。寿命約30年のハダカデバネズミは、生涯がんになることはありません。先にお話ししたように、ヒトの場合も55歳くらいまではほとんどがんにはなりません。以降、急激にがんで亡くなる人が増えます。がんは変異で起こることを考えると、おそらく高齢者の中にはがんが見つかっていなくても、小さいがんや増殖が遅いがんとある程度共存しながら生きている場合も少なからずあると思います。

ヒトはなぜ、がん化のリスクを背負いながら、55歳以降の約30年間も生きられるのでしょうか。ゾウのようにp53遺伝子がたくさんあるわけでもありません。一つの理由は、強力な免疫機構のおかげだと思います。免疫細胞は細菌や異物のみならず、古くなった自身の細胞やがん化した細胞もやっつけます。この免疫機構を強固にした要因の一つは、十分な栄養のおかげだと言われています。栄養状態は心臓や他の臓器の機能にもプラスに働くので、やはり寿命延長に重要な要因となっているはずです。

また、遺伝子の変異率が低い、つまりＤＮＡが壊れにくい割に例外的に体が小さいハダカデバネズミとヒトでは、大きくなることによる優位性があまりなかったのだと推察されます。

共に社会性の生き物なので、大きくならなくても、別の手段で他の生物より集団としての優位性を保てたのでしょう。この社会による集団としての優位性とは一体何なのかが、この後、第4章以降の重要なテーマになってきます。これが寿命延長の「肝《きも》」なのです。

さて第2〜3章の生物学の話をまとめますと、ここまでで老化の起こる原因について考えてみました。いくつかの原因があると思いますが、私が注目しているのは、生命誕生から続いている遺伝情報の壊れやすさです。かつてはＲＮＡが変化（多様化）と選択（死）を繰り返すことで進化のプログラムを牽引していました。それがＤＮＡにバトンタッチされた現在でも、ＤＮＡが壊れることで老化が誘導され、細胞および個体の寿命を制限しています。永久に生きないように程よい時間で壊れるようになっており、確実に死なせているのです。この程よく壊れる過程が、死に至るまでの「老化」です。

生命は本来、遺伝物質（RNA／DNA）という「もの」であり、そこに書き込まれた「デジタル情報」でした。複雑な体を持つようになっても、それらが壊れて（死んで）は作り直す（多様性の創出）という、生命の連続性を維持するやり方、つまり進化のプログラムは変わらないのです。

細胞レベルでの老化はどの生物でも起きていますが、がん化のリスクを負いながらも寿命を長らえてきたのは、ヒトに特徴的なことだと言えます。進化の基本を振り返ると、たまたまそうした「老化した状態」という性質が「選択」され、現在の私たちにつながっているわけです。一体なぜ、ヒトではこのような一見メリットがなさそうな「老化した状態」が選択されてきたのでしょうか。

第4章　なぜヒトは老いるようになったのか

生物にとって「死」は必然ですが、ゾウやハダカデバネズミの例でお話ししたように、「老化」は必ずしも必然ではありません。というよりむしろ、野生の生物には、老化は原則ないか、非常に短い期間しか観察されません。老化する前に食べられてしまうか、老化すると食料が摂れなくなりすぐに死んでしまいます。言ってみれば、のんびりと老化している余裕はないわけです。

しかしヒトは、これまで築いてきた「社会」により、他の生き物に食べられたり、飢え死にしたりするようなことは少なく、他の生物には見られない長い老後の期間が存在します。つまり、本来は進化の過程で、長い老化した期間がある生物は選択されてこなかった、生き残ってこられなかったにもかかわらず、ヒトだけが例外的な存在になったのです。

ある意味「ヒトの社会が作り出した」とも言える「老化」とは、一体なんなのでしょうか？　なぜ進化において「老化するヒト」が選択されて生き残ってこられたのでしょうか？　いよいよ、ヒトの老化の核心に迫っていきます。

人生の40％が生物学的には「老後」

多くの生物にとって、老化して動きが緩慢になることは生存には不利なので、老化、つまり体がだんだん衰えていく状態は、積極的に選択されてきたものではなかったと思われます。つまり普通に考えれば、老化なんかないほうがいいのです。「老化がない」というのはどういうことかというと、死は必然なので「不老不死」になるというわけでなく、老いずに死ぬ、つまり「ピンピンコロリ」と死ぬことを意味します。

哺乳動物について、老後の長さを調べた研究があります。図4－1は、メス（ヒトの場合は女性）の寿命に占める老いていない期間の割合を示した図です。

ヒト以外の動物は、老いの自覚症状を自己申告する、たとえば「最近老眼になってね、近くのものがよく見えないんだよなー」などとは言えません。ですので単純に、子供の産める期間まで、つまり「未成熟期および生殖可能年齢」を、老いていない期間「非老後期間」としています。子供が産めるメス（ヒトの場合は女性）は、まだまだ若い（老いていない）とみなすわけです。

まずヒトの場合を見てみましょう。ヒトは、50歳前後で閉経を迎える女性が多いです。つまりはこの時期で排卵がなくなるので、以降は子供を産めません。その前後でのホルモンバランスの変化（いわゆる更年期症状）によって体の不調を訴える方もいますが、それ以外の肉体の衰えはそれほど顕著ではないと思います。ただ他の動物との比較の都合で、ヒトの場合も閉経を老いの境界線として使っています。ヒトでは、図4－1をご覧になるとわかるように、未成熟期間も含めた生殖可能年齢、つまり「老いていない期間」は閉経まで

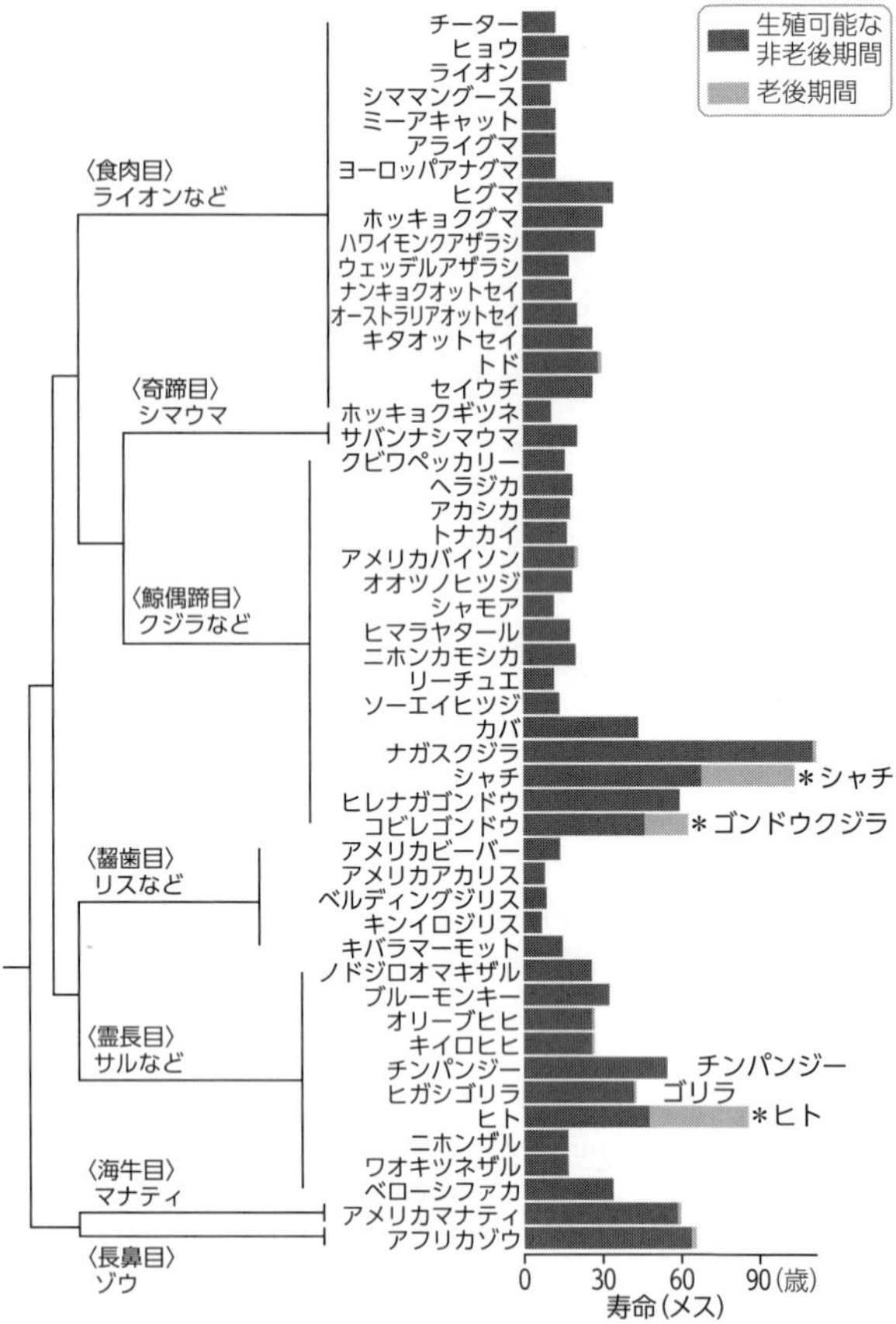

図4－1　哺乳動物の老後期間

未成熟期および生殖可能年齢を黒いバーで、それ以降の非生殖期間を「老後期間」として灰色のバーで示した。「老後期間」がある動物に＊印をつけた。ヒトでは特に長い

*S.Ellis et al., *Ecology and Evolution*, 2018, 8, pp2482－2494をもとに作成

の約50年（グラフの黒いバーの部分）で、その後の亡くなるまでの期間が約30年（グラフの灰色のバーの部分）あります。つまり生物学的には、人生の約40％の期間が産むという機能を喪失した、ある意味老化した「老後」となります。

さて、ここで着目していただきたいのは、ヒトと同じ大型霊長類であるゴリラとチンパンジーです（ヒトの上のバー）。彼女らも大体ヒトと同じ時期に閉経を迎えますが（グラフの黒いバーはほぼ同じ長さ）、その後の灰色のバーはほとんどありません。つまり子供が産めなくなったらすぐに寿命を迎えて死んでしまい、老後はないのです。

他の哺乳動物を見てみると、クジラの仲間であるシャチとゴンドウクジラはヒトほどではないのですが、老後があります（灰色の部分／*）。しかしそれ以外の生物は、なんとほとんど「老後」はありません。死ぬまで子供が産めるのです。驚きですね。ヒトとシャチ、ゴンドウクジラの共通点は子育てにあります。これは後ほど紹介します。

この結果が意味していることは二つあります。一つは、これまでにお話ししたように老後のある生物は例外的で、普通はないということ。もう一つは、老後の存在はそれぞれの生物の共通の祖先から受け継いだ性質ではなく、その種固有の性質だということです。系統的に近い種、たとえばクジラの仲間でもシャチとゴンドウクジラだけだったり、同じ大型類人猿でもヒトだけだったり、さまざまです。つまり、たまたまその種だけが獲得した性質なのです。

　では、なぜヒトにだけこのような長い老後ができたのでしょうか？

ヒトは毛が抜けて長生きになった？

　長い老後は陸上の哺乳動物ではヒトでしか見られないということから、ヒト固有の「事情」があって老後が生じたことになります。そして図4－1のグラフでもわかるように、ヒトは老後の分だけ他の大型霊長類より長生きになっています。ゴリラやチンパンジーはヒトでいう更年期の時期に死んでしまいますが、ヒトはそれに打ち勝って生き延びているのです。

　老後がなぜできたのかを進化的に説明する仮説で「おばあちゃん仮説」という有名な説があります。それには、ヒトの子育てが特殊であることが関係しています。子育ての経験がある方はご存じかと思いますが、ヒトの赤ちゃんは非常に手がかかります。どのくらい大変なのか、私たちと遺伝的に近縁であるゴリラとの比較で見てみましょう。

　まず生まれるところからですが、大人のゴリラの身長はヒトの成人と同じくらいですが、体重は2倍以上（100～200キログラム）あります。しかし意外なことに、新生児の体重は2000グラムくらいでヒトより少し小さめです。難産になりにくいという利点があ

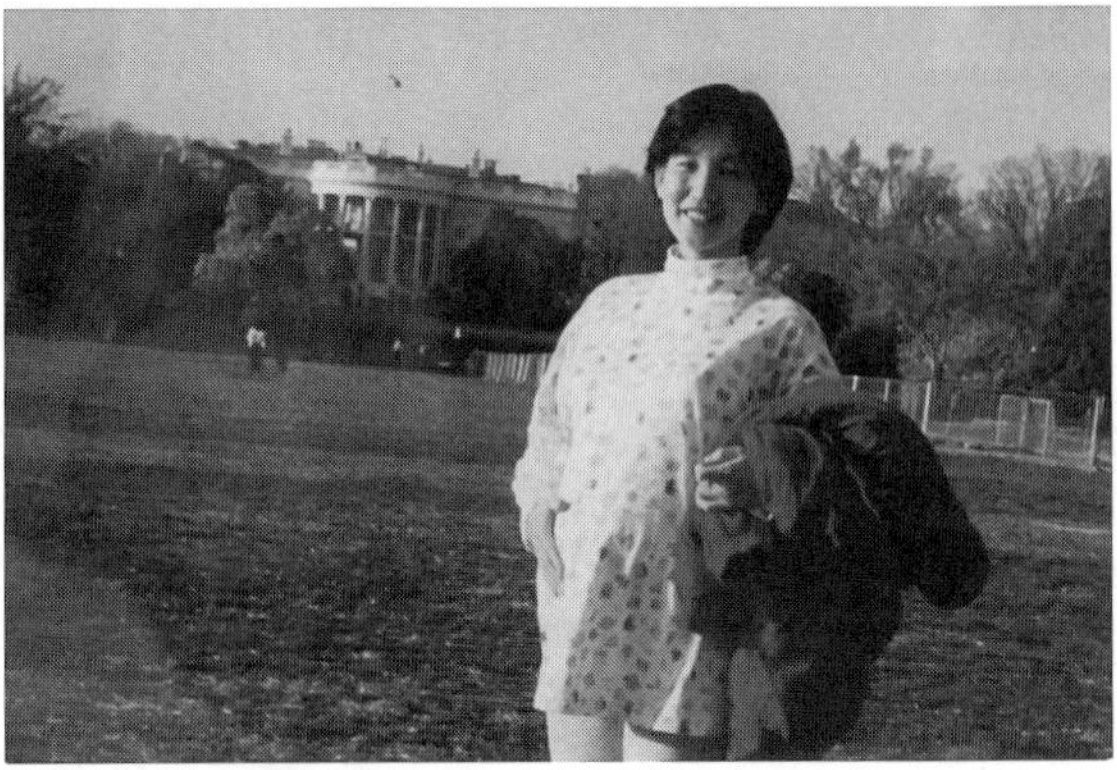

図4－2　ヒトの胎児は大きい
1990年代のアメリカワシントンD.C.にて。後ろに見えるのは、ホワイトハウス（当時の住人（大統領）はビル・クリントン氏）　＊撮影：筆者

るのかもしれません。これに比べてヒトは、臨月の妊婦さんのお腹を見てもわかるように、すごく大きくなります（図4－2）。これは胎児が大きいからです。その結果、産むのも一苦労です。

少し余談になりますが、私の長男はアメリカ留学中に生まれました。異国の地、しかも最初の子で不安もあり、ニューヨーク近郊のマタニティ教室に通いました。教室の先生は日本とアメリカで看護師・助産師の資格を持つナンシーさんという方で、現地の日本人コミュニティでは有名な先生でした。「ナンシーのマタニティ教室で勉強すると安産になる」との評判があり、毎週末、妻と一緒に通いました。

教わったことは、夫婦でいかに助け合い出

産・子育てをするのか、その心構えなどの精神論から始まり、技術的には出産に向けての準備やトレーニング、破水から病院に連絡するタイミング、病院での胎児の心電図・陣痛モニターの見方、痛み止めをお願いするタイミング、出産時の体勢・呼吸法・りきみ方、生まれてからの赤ちゃんの沐浴《もくよく》（赤ちゃんの入浴です）、母乳の出し方などなど。どれもこれも知らないことばかりだったので、大変勉強になりました。厳しい先生でしたが、アメリカらしい合理的なやり方・考え方に感心しました。

さて、びっくりするくらい妻のお腹が大きくなり、いよいよその日が来ました。自宅で破水し、教わってきた手順通りに病院に連絡し、準備しておいた荷物を持って病院に行きました。フィリピン出身の看護師さんに迎えられ、入院着に着替えベッドに横たわり、陣痛や胎児の心電図のモニターを装着しました。陣痛の間隔が徐々に短くなり、その強さを示すモニターの値もそろそろという感じになり、いよいよ出産です。教わってきた両脚を抱える体勢と私の介助の仕方などを見た医師は「オー、ナンシーのクラス（教室）ですね。グー！」とのこと。

まもなく3000グラムぴったりの男の子が生まれました。関係ないのですが、私が子供の頃に流行っていた「ズバリ!当てましょう」というテレビ番組を思い出しました。3000グラムピッタリ賞だ。そんなに長い時間ではなかったのですが、非常に長く感じる一日でした。妻には本当にご苦労様です。

しかし、本当に大変なのはここからだったのです。アメリカでは、産後のケアは基本的に自宅で行います。そのため、特に問題がない限りは翌日、遅くとも翌々日には退院させられます。その後の生活は全て赤ちゃん中心に回り始めます。幸い母がはるばる日本から数週間ヘルプに来てくれていました。また周りの友人（アメリカ人、ドイツ人、日本人などなど）にも助けられて、「国際協力」によりなんとかのりきりました。皆さんその節は本当にありがとうございました。


さて話を戻します。生後間もないヒトの赤ちゃんは、昼夜問わずよく泣きます。両親は寝不足になりますね。一方、ゴリラの赤ちゃんは泣きません。泣いたりすると他の動物から見つかりやすく危険です。もちろん夜泣きもしません。これだけでも親としてはかなり助かります。ヒトもゴリラも2〜3年は母乳メインで育ちます。ゴリラはおしめ替え、離乳食などは不要です。

一番の違いは、ゴリラは生後まもなく自力で母親の体毛を摑んでしがみついて移動することです。母親ゴリラは、両手が自由に使えるので木に登ったり食料をとったりできます。ヒトは親が両手で赤ちゃんを抱っこします。何かしようと思ったら一旦ベッドに寝かさないといけません。不思議なことに、ベッドに寝かすと泣き出します。お腹にいたときの心地よい揺れ具合を憶えているのでしょうか？　抱っこ紐が嫌いな赤ちゃんもいますね。私の長男もそうでした。んー困った、手が4本あればいいのに、という状況が毎日のように起こります。

加えて歳の近い幼い兄弟姉妹でもいたら、忙しさは倍増です。もちろんヒトもゴリラも離乳すると父親も育児に積極的に参加しますが、母乳を飲んでいる最初の1～2年は、どうしても母親が中心となって赤ちゃんの世話をすることになります。要するに、ヒトの赤ちゃんはものすごく手がかかるのです。

さて、ここに救世主である「おばあちゃん」が登場します。おばあちゃんと言っても孫にとってのおばあちゃんという意味で、40～50代の若いおばあちゃんです。おばあちゃんは子育ての経験者であり、赤ちゃんの世話も育児の指導も上手です。産後の母体の回復期から献身的に助けてくれます。母親の負担は当然激減し、もう一人子供を作るくらいの余裕ができるかもしれません。なんだかんだ言っても赤ちゃんはとってもかわいいですから。

かくして太古、おばあちゃんが元気で長生きな家族ほど、子供を持てるキャパシティが増え、子だくさんになったというのは容易に想像できますね。ここで、ヒトの長寿についての進化的な「選択」が働いたわけです。つまり長寿が有利だったのです。ゴリラの場合は、赤ちゃんは自分でいつも母親にしがみついてくれているので、おばあちゃんのヘルプはヒトほど重要ではありません。そして、先ほど触れたヒト以外で老後があるシャチとゴンドウクジラも、実は群れにいるおばあちゃんが子育てに協力することが知られています。

体毛が退化した「裸のサル」である私たちの祖先は、寒さをしのぐために服を作ったり、火をおこしたり、家を作ったりする能力と技術、そしてそれらを作り出す「知能」が発達しました。加えておばあちゃんの重要な役割を作り出し、結果的に「長寿」というすごいものまで手に入れたのです。

長寿遺伝子の進化

もちろんここでも、意図しておばあちゃんが長生きになったわけではありません。進化は「変化と選択」の結果です。たまたま長寿になる遺伝子を持ったヒトが現れ、彼女たちが子育てに貢献したため、その長寿遺伝子を持つヒトが選択されてきたのです。「選択されてきた」というのは、長寿遺伝子を持ったヒトがより多くの子孫を増やした結果、集団の中でその遺伝子を持つヒトが多数になっていったということです。

長寿遺伝子の一つの候補に、第3章に出てきたサーチュインの一つサートシックス（SIRT6）という遺伝子があります。サートシックスはそもそも、発酵によりワインやビールを作る、私の食生活にとって非常に重要な酵母菌から見つかった長寿遺伝子サーツー（ＳＩＲ２）の動物版です。この遺伝子をより活発にしてやると、酵母では約30％、マウスでは約20％も寿命が延びます。

興味深い研究があります。サートシックスは、切れたＤＮＡを修復する働きがあるのです。ネズミの仲間（げっ歯類）でその働きの強さを比べると、寿命の長さと働きの強さに正の相関があります。つまり寿命の短いハツカネズミではＤＮＡを修復する働きが弱く、逆に寿命が長くて体も大きいビーバーでは働きが強いのです。また、ヒトのサートシックスも活性が高いことがわかっています。このような長寿遺伝子の活性が高くなる変異が、ヒトの長寿化にも関係したのかもしれません。

脱毛ブームも進化の延長？

ヒトの体毛の減少が急激に進んだ理由として、変異の影響に加えて異性に対する嗜好も影響があったのかもしれません。もちろん大昔の話です。平たく言えば、体毛が薄い人のほうが男女問わず「モテた」のかもしれません。これもまた進化における「選択」の一つの形です。

そのように考えるのは、現在の「脱毛ブーム」にあります。いつの間にか「ムダ毛」などという言葉も登場し、女性を中心に「ムダ毛処理」は美容の基本のようになっていま す。頭髪や眉毛、まつ毛以外はいらないものとする脱毛ブームに男性もハマり始め、ツルツル男子が増殖中です。

生物学的には、急激な気候変動などの生活環境の変化がない限り、体には無駄なものはないと思います。長い進化の過程で、無駄なものは大抵退化し、必要なものが残る、あるいはさらに進化してきたからです。進化の過程で、確かにヒトの体毛のほとんどは退化して捨てられました。体毛がなくても別の能力、たとえば服や住居を作る能力の発達などによってなんとかなったのです。

ただし、ここからが重要ですが、今でも残っている毛には、現在でもなお必要性があって残っていると思います。具体的にはわきと性器の周りの毛です。共通点は共に縮れ毛であることと、思春期から生え始めることです。縮れた毛は摩擦を減らします。わき毛は腕を動かしやすくします。性器の周りの毛は、その保護や性交時の摩擦を減らす役割があります。

また、この2つの毛の根元の皮膚にはニオイのある汗を出すアポクリン腺という分泌腺があり、これらは二次性徴から分泌が始まることから、かつては性フェロモンとして毛に付着させて拡散し、異性を惹きつける働きがあったのでしょう。ただヒトの嗅覚の退化も著しく、もはや性フェロモンとしての機能はほぼなくなりました。逆にこの分泌腺には細菌が感染しやすく、「わきが」として強いニオイを発する厄介者(?)となることもあります。分泌液には、普通の汗と違ってさまざまな成分が含まれています。ヒトの鼻がまだ敏感だった大昔には、このニオイから家族の識別、健康状態や年齢、体質など多くの情報が得られていたのでしょう。本来はおそらく「わきが」も含めて「魅力的で重要なニオイ情報」だったのです。

現代人は嗅覚が退化した分、視覚が発達し、ニオイではなく「ビジュアル(見た目)」で異性を惹きつけるようになりました。ただビジュアルは至近距離での対面が必要です。ニオイのいいところは、遠くまで拡散できることと、時間を超えて自分の痕跡を残せることです。広い森の中で異性を探すのには、絶対的にニオイのほうが有利ですね。残念なことに現在では、森の中で異性を探す機会はほぼありませんが。以上飲み会でも使える「ムダ毛」の豆知識でした。

おじいちゃんはどうした?

「おばあちゃん仮説」では、おばあちゃんの活躍によってヒトは長生きになったと考えました。では、おじいちゃんは、その「遺伝的な恩恵」だけを受けて長生きになったのでしようか？「遺伝的な恩恵」という意味は、女性が獲得した長生きという特徴が男性（男の子）にも遺伝的に受け継がれるということです。

参考までに、寿命の話とは関係なく、子育てについてだけ言うのならば、ゴリラには生殖活動を卒業した年長者はいないのですが、群れの一番年上であるリーダーのボスゴリラ（オス）は、乳離れしてある程度大きくなった子供の世話をかなりやります。また、群れの安全や餌の確保もボスゴリラの「実力」に依存するところが大きいです。彼は子育てがしやすい群れの実現に貢献しています。

さて、問題はヒトの場合ですね。たとえば私の父親の世代（大正から昭和の初期生まれ）は、直接子育てに関わる割合は女性に比べて小さかったと思います。一つの理由は戦争の影響で、男性に家の仕事を任せる雰囲気ではなかったのでしょう。ちなみに私の父も大学生のときに学徒出陣で戦争に駆り出されました。戦地に赴く前に終戦となりましたが、あと数ヵ月戦争が長引いていたら、私は生まれていなかった可能性が高いです。それ以前も戦争やいくさは常に起こり、また平時でも狩りや漁などで死ぬリスクの高かった男性は、子育てとは少し距離があったのかもしれません。

現在は、もちろん私も含めて、男女の家庭内外での仕事の分担に差がなくなってきていると思います。これは男性の死ぬリスクが減って平和になってきたということでもあり、いいことですね。

話を戻しますが、「おばあちゃん仮説」に相当するような「おじいちゃん仮説」、つまりおじいちゃんの貢献による寿命延長効果もあったのでしょうか？

ヒトは家族を中心とした社会性の生き物で、集団の中で進化してきました。移動生活から定住化が進むと、集団で狩りをしたり開墾したり、協力の機会が増え、徐々に集団のサイズも大きくなってきたと推察されます。その中で分業が進み、経験とスキル、そして集団をまとめる力を持った年長者は貴重な存在になっていったと思われます。困ったことがあったら「長老に聞け」みたいなことが、頻繁に行われてきたのだと思います。

体力だけでなく、知識・技術・経験や集団をまとめる力が、社会を安定化し子供を増やし教育する重要な要素になってきたのでしょう。その役割を「おじいちゃん」が、もちろんおばあちゃんも、担ってきたと思われます。

少し具体的な話をしますと、かつてネアンデルタール人という人類がヨーロッパに存在していました。しかし4万年ほど前に滅びてしまいました。私たちの祖先であるホモ・サピエンスが滅ぼしたという説が有力です。なぜホモ・サピエンスが生存競争に勝ったのかというと、一つの理由に集団の大きさがあったようです。ネアンデルタール人は100名ほどの集団で暮らしていたのに対し、ホモ・サピエンスはその10倍の1000名の規模。戦いになったら勝敗は見えています。その他にもアジアを中心にデニソワ人がいましたが、こちらも同様に滅びています。おそらく化石が見つかっていないだけで、他にも人類は存在したと思われますが、現在まで残っているのは唯一ホモ・サピエンス、つまり私たちだけです。

そして興味深いことに、私たちのゲノムを調べるとネアンデルタール人やデニソワ人のDNAがたくさん見つかります。これらから類推されることは、戦いがあり、ホモ・サピエンスが勝利して、別の種族を取り込んでいったのかもしれません。年長者を中心とした大きな集団を「まとめる力」が「選択」され、進化を牽引したのです。

「シニア」がいる集団は有利だった

もう少し、ヒトの長寿化を導いた、男女の年長者の社会での活躍を推察してみます。ここから先は、年長者の代わりに「シニア」という言葉を使っていきます。その理由は、集団の中での「役割」を重視して、生理的な「年齢」とは切り離して考えるためです。

一般的に「シニア」という言葉は、65歳以上の入場料の割引（シニア割）などに使われますが、ここでは何歳からが「シニア」という年齢による線引きはなく、「シニア」は集団の中で相対的に経験・知識、あるいは技術に長じた、物事を広く深くバランス良く見られる人を意味します。

実際には「シニア」は、集団においても組織においても歳を重ねた年長者が多いのはご存じの通りです。そしてこのシニアに対する集団の大きなニーズ（必要性）が、生理的な老化をも打ち負かして長寿を獲得していくという話をこれからしていきます。

前述のように、ヒトは家族を基本単位とした集団（コミュニティ、共同体）の中で進化し、その結束力を武器として、生き残ってきました。個人としては共同体に貢献できるヒトが選択されて、生き残ってきたことになります。力を合わせれば巨大マンモスでも倒せたのです。集団としての結束力が強まり、生産性が向上すると生活の基盤が安定し、子供が増え、同時にシニアのニーズが増大していったと推察されます。つまりは、シニアのいるコミュニティはさまざまな点で有利だったのです。

たとえば、子育てに加えて、技術が発展し文明が開化してくると、生活の知恵や共同体のルール作りやその伝授、つまり教育の量と質は極めて重要となります。動物の中には、あまり教わらずに本能的に子育てをする種もいますが、それは通常パターン化されており、ヒトのように日々進歩・発展する社会性の生き物には向いていません。ヒトの社会では、教育内容も常にバージョンアップが必要なのです。特にコミュニケーションや思考の道具である「言葉」の教育は最重要です。ヒトは誰からか生きるすべを教わらないと、一瞬にして原始時代に戻ってしまいます。「ヒト」は教育で「人」になるのです。

生理的な寿命を超えられた理由

リーダーであるシニアに多くの技術や知識が蓄積され、それらが引き継がれていく過程で、社会における「分業」が生まれ、それはどんどん高度になっていきます。食料の供給・分配なども円滑になり、生産性は向上し、より安定した豊かな社会が作られ、文明がさらに発展しました。それまでの自給自足的な生活では、大部分のエネルギーを「生きるため」に費やさないといけませんでした。つまり一日中食料の調達や身の安全について考えていないといけなかったのです。

それに対して分業社会では、自分の担当分だけをやっていればいいわけで、かなり楽です。毎朝のように魚釣りや狩りに行かなくても、それを専門としている人から間接的に調達できるのです。いや、釣りが好きなので自分で釣りに行くほうがいいという太公房もおられるかもしれませんが(私もその口ですが)、魚が釣れないと食べるものが何もないと考えると、プレッシャーであまり釣りを楽しめないかもしれませんね。全てを自分でやらないといけないとなると、さまざまな不安要素は出てくると思います。その点、分業は共同体の構成員のストレスを減らし、精神的にも肉体的にも余裕を作るのです。

一方で、分業の難しいところもあります。それは誰が何をやるのか、担当者を決めることです。子供はよくおもちゃを取り合って喧嘩します。大人でも、ラクで楽しい役割につきたがるのが普通です。子供の喧嘩に対しては、大人が出てきて仲裁します。通常は、仲良く順番に遊びなさいと伝えたり、別のおもちゃを与えたりします。このような調整役がいないと、分業社会は維持できません。

その調整役としては、子供に対しては大人、大人に対してはシニアが適任です。より経験や知識のある大人、しかも分業による不平不満を聞いて解消できる大人。さらにここが重要ですが、私欲が少なく、全体の利益を中心に判断と説得ができるシニアが最適だったのです。

元々シニアは誰かの親だったり祖父母だったりするわけで、ある意味、逆らえない存在でもあるのです。その分うっとうしく思われることもあるかもしれませんが、このような「御意見番」的立場の人がいるほうが、集団としてうまく機能してきたのは容易に想像できます。つまりシニアには、大きくなっていくコミュニティの中で、一番のリスクである「仲間割れ」を最小限に食い止める調整役という「居場所」があったわけです。

少しまとめますと、シニアは人の集団を大きく強く豊かにするのに貢献しました。そのような集団ではさらにシニアの役割が増大し、シニア量産の正のスパイラルに突入したわけです。そしてこの大事なお役目により、元気なシニアがいる集団が選択され、シニアは本来のゴリラやチンパンジーと同じくらいの「生理的な寿命」をものともせず、生殖可能期間が過ぎても元気に生き続けるように進化したのです。

シニア量産の「正のスパイラル」

ここまでは、ずいぶん昔、ヒトとサルが分岐した後、集団生活が発達し共同体である「社会」を形成していく石器時代以前の過程の話です。シニアの活躍により集団が安定し、選択により寿命が延び、さらにシニアの数が増え、集団が大きくなり社会が豊かになっていったという話でした。もちろん寿命の延長の結果、文明も飛躍的に発展することになります。

言うまでもありませんが、このシニア量産の「正のスパイラル」は現代社会にまで続いています。ヒトの集団の中で一番数が多く、全ての基本となるのは今も昔も家族です。その中で「おばあちゃん仮説」でお話ししたシニア、つまり子育てのスキルに長けた人のニーズは明らかに今でも健在です。私も母がアメリカまで来てくれたおかげで、どれだけ助けられたかわかりません。おばあちゃんさまさまです。アメリカなのでアルバイトのベビーシッターさんもお願いしたことがありますが、おばあちゃんのスキルと愛情には敵いません。

家族の次に多い集団は、事業所、いわゆる「会社」です。多くの企業は儲けることが目的で、事業を効率良く進めるために全ての社員には「役職」があり、分業しています。その役職の割り振りは、小さな会社では社長や役員が、大きな会社では人事部などの専門部署が行います。いずれも担当者は通常、会社の中のシニアです。会社のいろいろなことがよくわかっていないと適材適所に人員を配置することができません。若いベンチャー企業では、設立当初にはシニアはほとんどいない場合もありますが、会社として成長してきたら、やがては同じような構造になると思います。今でもシニアは組織をまとめ、利害を調整し生産性を向上させる上での重要な役割を担っているのです。

国をまとめる政治家ももちろんそうです。これこそいろいろな人の利害関係がよくわかり、それらの調整ができるシニアが適材です。極端な理想や現状の批判だけを掲げて当選する政治家も時々いますが、その後の始末が大変なことになっている場合があるのはご存じの通りです。政策はもちろん大切ですが、刻々と変化する情勢の中で、適切に判断していく能力・経験・知識と人を説得できる人間性を持った人を、政治家には選ばないといけませんね。

親と子の遺伝子はけっこう違う

「シニア」は、いい教育者でもあります。教育の目的は、人を育てること。文化や知識・技術を継承し、社会を維持するためのルールを教えます。これに加えて生物学的には、「多様性の実現」という目的もあります。機械のように同じような人間を作っても、変動する環境や社会情勢の中で、将来まで生き残っていくことは難しいのです。いくら有性生殖で遺伝的な多様性を確保しても、画一的な価値観や生き方を押しつけたら、意味がありません。歴史を見ると、その中心的な人物はそれこそ大河ドラマが作れるくらい個性的な人が多いです。常識を打ち破れる型破りな人が時代を変え、時として世の中を飛躍的に進歩させるのです。

人を形成するものは遺伝と環境です。遺伝は偶然決まるので、どうにもなりません。「本当は、私は鳥になりたかった」と言ってもしょうがないのです。諦めましょう。別の自分になりたい人は第7章でお話しする「メタバース（仮想空間）」をご活用ください。ただ鳥のどこに憧れているのかがわかれば、そのことを「ヒトとして」実現することは可能です。鳥のように空を飛びたいのであれば、パイロットになる道もあるのかもしれません。

もう少し細かい話をしますと、遺伝には両親の遺伝情報がランダムに選ばれミックスされて子に伝わる仕組みがあるので、似ているところもありますが、必ず親とは違います。ヒトの場合、46本ある染色体の23本がランダムに選ばれて精子や卵ができます。その種類は、2の23乗で約８００万通りとなります。

それがまた同じだけの種類がある卵や精子とランダムに受精するので、70兆種類の受精卵ができます。実はさらに精子や卵を作るときに「組換え」と言って染色体自身をつなぎかえて新しい組み合わせを作る仕組みもあり、これでもかと言わんばかりに親と違う遺伝子の組み合わせ、つまり多様な子孫を作る仕組みがあるのです。生物学的に言うと、こういう「ガラガラポン」をする仕組みを持つ生き物が、生き残れてきたのです。

女性だったり男性だったりという身体的な遺伝は「運任せ」で仕方がないとしても、「環境」は変えることができます。「環境」の中でも人の形成に最も影響を与えるのは、言わずもがな「教育」です。教育は家庭、学校、地域が担っていますが、中でも幼少の頃の大半を過ごす家庭の影響力が大きいです。

ただ、多様性、つまり個性を育てる教育は、親にはなかなか難しそうです。個性を育てるためにはまずその子の特徴を摑まないといけないのですが、親はどうしても保護的で保守的になりがちで、人と違うこと、個性的になることは、どちらかというと好まない傾向があるようです。つまり没個性的であることが社会でうまくやっていくための「こつ」でもあると考えている親が多いようです。そのため、他の子供と比べたり、成績の順位など、同じ基準での比較を重視します。冒険やチャレンジは奨励せずに「普通」にやってほしいと考えがちなのが親、特に日本人の親（?）の一般的な特徴でしょうか。すみません、これは私見です。

そこで「シニア」の登場です。彼ら彼女らは親子より関係が薄い分、客観的にその子（人）の個性を発見できます。多少のリスクがあっても得るものがあると判断した場合には、新しいことにチャレンジさせることもできます。つまり、親にはできない「個性を育てる教育」に適した人材なのです。

この場合のシニアの候補は、学校の先生であったり、祖父母であったり、スポーツ少年団のコーチ、近所（地域）の見識のある大人、親戚などなどです。あるいは直接会わなくても、有名人であったり、スポーツ選手やユーチューバー、研究者であったり、に憧れて「そうなりたい」と思うのは、教育を受ける上での大きな動機となります。若いスポーツ選手であっても、子供にとっては十分シニアです。教育は生きていく上でのスキルのみならず、希望と勇気とを与える大切な行為です。その中でシニアの役割は、最大級に重要です。

老いることは害なのか？

社会にとって有益な「いいシニア」がいるのであれば、やっぱり悪いシニアもいるのでしょうか。

一部の高齢の政治家や企業のトップに「老害」という言葉が使われるのを耳にします。最近はそういう「公人」以外にも時々使われるようです。私はこの言葉が好きではありません。理由は老いていること（人）が害であるかのような印象を与えるからです。これは年齢による差別であり、人に対する侮辱です。

老いは特定の人に突然くるわけではありません。全ての人が、今この瞬間もある意味では「老いて」いるわけです。第1章でお話しした「死の意味」から考えても、現在の自身の「生」は過去の多くの「死」の結果です。「死」は他者の「生」のためにあると言ってもいいのかもしれません。死はそれほど尊いものなのです。ですので、自分より長く生きていて、自分より先に亡くなる可能性が高い人には、敬意を払うべきです。「老い」は「死」に至る過程であり、利他的で公共性の極みであり、かつ自分たちの将来の姿なのですから。

本書でのシニアの定義を復習しますと、生物学的な「年齢」とは切り離して、知識や技術、経験が豊富で私欲が少なく、次世代を育て集団をまとめる調整役になれる人のことです。結構長い定義でした。簡単に言えば「徳のある人」です。

シニアは、ヒトの寿命を延長させてきた社会に有益な人たちです。そのため定義的には「悪いシニア」はいません、つまり「悪いシニア」は「シニア」ではありません。ただ完全にシニアになりきれていない発展途上の「なんちゃってシニア（?）」はいます。私自身もそうだと思います。

「老い」は死を意識させ、公共性を目覚めさせる

ここで、冒頭で投げかけた問いを思い出してみましょう。ヒトは他の生物には見られない長い老後期間があります。なぜ進化において「老化したヒト」の存在が選択されてきたのか——。

改めておさらいすると、社会性の生き物であるヒトは、家族を中心とした集団の中で進化してきました。集団の結束力で生き残ってきたのです。そこでは子育てや教育に貢献し、集団を安定させ豊かにする役割を担う「ヒト」の存在が有利となります。そうした役割を担う知識や経験豊富なヒトを「シニア」と呼ぶならば、シニアは必然的に年長者が多くなります。結果として、長寿で元気なヒトがいる集団が「強い集団」となり選択され、現在のヒトの長寿化につながっていったのです。言い方を換えれば、「老化はヒトの社会が

作り出した現象」と考えられます。生物学的に表現すると「なぜヒトだけが老いるのか」ではなく、老いた人がいる社会が選択されて生き残ってきたのです。そしてこのことが本書のテーマにも通じていくのです。

さて本章の最後に、生物学的な「老い」と人の社会での「シニア」の関係について考えてみます。「シニア」には年長者が多いです。しかし全ての年長者がシニアであるわけではありません。実はそれが、私がこの本を書いている動機の一つでもあります。年長者には最終的に「いいシニア」になってもらいたいのです。いいシニアの存在が、人類の寿命を延ばしてきた理由なのですから。

私は、「老い」はいいシニアになるためにあるのだと思っています。自分が生物学的な衰えを感じ始めたら、次には死を意識します。この頃から少しずつ利己から利他へ、私欲から公共の利益へと自身の価値感をシフトさせていくきっかけにするのはどうでしょうか？老いを悔いたり、死を必要以上に恐れたりしてもどうにもならないし、かえって元気がなくなります。いきなり180度価値観を変える必要はありません。やり残したことに全力を傾けるのももちろんいいと思います。老いを感じて死を意識したら、少しずつでも世のため、次世代のためにという意識を持つようにしたらそれで十分です。これが後に述べる

「人の老いの意味」だと考えています。

第5章　そもそもなぜシニアが必要か

前章では、太古の、まだ文明が開化したばかりの時代に、シニアは徐々に社会から必要とされるような存在になり、人類の寿命延長を牽引してきたという話をしました。社会が豊かになると文明がさらに発展し、継承すべき事柄が増えると、シニアの活躍の場がさらに広がったと推察されます。

社会の発展と寿命の延長が共に進行するスパイラルに入り、チンパンジーやゴリラで見られる閉経期に死ぬというような「寿命のリミッター」もとっぱらわれ、そこから何十年も生きられるような新しい「体」をヒトは手に入れたのです。具体的には、ゲノムを維持するＤＮＡの修復機能が向上したのかもしれません。そして同時に、今まではなかった「老い」を経験することになります。太古の人類はこの「老い」をきっかけに、シニアとしての特別な地位（居場所）につくことができました。かくして人類史上初めて「老いた人たち」が登場したわけです。

太古の社会と現代との大きな違いは、その数です。太古の社会ではごく少数だった「老いた人」の数が、現在、日本の場合には70歳以上が５人に１人を占めるようになっています。「シニア」は、今後どうなっていくのでしょうか？　本章では、高齢化社会でのシニアの存在意義について、例によって生物学者の目線で考えてみます。

「シニア」の存在価値

ヒトも他の多くの動物もそうですが、失敗経験から多くのことを学びます。痛い目に遭いながら成長するのです。未熟だったり、感情や雰囲気に流されてよく考えないで行動したり、いろいろ「やらかす」のは若い成長期には普通のことです。自分を振り返っても恥ずかしいことの連続です。偉い先生に叱られたことも度々ありました。ここは脱線すると長くなるので、やめておきましょう。

そのような失敗の積み重ねで、少しずつシニアになっていきます。決して全ての年長者が本書で言うところの「シニア」になるわけではありません。また、きっちりと「ここ以上はシニア」というようなボーダーラインがあるわけでもないのです。シニアの中にも多様性はあります。ただシニアは、経験と知識・技術を基盤とした強い「発言権」も持っています。重大案件に最善の選択ができるということで、シニアの存在価値があるのです。

シニアの最大のミッションとして、絶対に阻止しなければならないのは、次世代が使う環境を破壊し、資源を枯渇させることです。シニアになりきれていない「なんちゃってシニア」が「どうせ自分たちはそのうち死ぬのだから、みんな好き勝手にやりましょう」的な発想を持っていたとしたら最悪です。これはこれまで築き上げてきた社会や文明、そして地球をも破壊しかねない超利己的な行為ですね。死ぬことは個人にとっては終わりでも、社会や地球の生物全体にとっては終わりではありません。

また、「なんちゃってシニア」は自分の「古い」価値観を押しつけます。「〇〇はこうあるべきだ」とか、「自分は苦労したのだから〇〇もそうすべきだ」とか。また既得権益、つまり自分の利益や財産にこだわり、大きな改革に消極的になるのもよくありません。これらは明らかに次世代の多様性や可能性を低下させます。

ヒトも社会も少しずつ変化します。その変化を見守り、個性を許容する姿勢をシニア自身が身をもって示さないといけませんね。なぜならば、誰も予想しなかった突然の変化が現実に起こってきたこと、そして多様な価値観を許容することが社会にとって重要であることを実際に見て知っているのは、紛れもなくいろいろなことを経験してきたシニアだけなのですから。


逆に、シニアはなんでもかんでも次世代のために尽くせというのも違います。たとえば地位にしがみつくシニア。これは程度にもよりますが、特段悪くはないと思います。自身が最適の人材だと思っているのなら、構わないと思います。周りの人が、地位にしがみつくシニアが組織のブレーキだと思ったら公正な競争でその地位を奪い取ればいいのです。組織に優先席はありません。組織はその設立の目的のためにあるのです。年齢にかかわらず適材適所でいいのです。

教え諭すことだけが教育ではありません。次世代とポジション争いをするのもシニアの教育的な役目だと思います。「いや、シニアは権力や既得権益がありすぎて公正な競争ができるような状況ではないよ、とてもかなわない」という場合もあるかもしれません。そういう上司（シニアではないと思います）がいる会社はとっとと辞めて会社を変わるか、あるいは新しくご自身で会社を立ち上げてはいかがでしょう。そちらのほうが、前向きだしきっとうまくいきます。チャンスは気がついていないだけで、実は周りにたくさん転がっていています。信頼できる仲間を増やして新しいことにチャレンジする自由度は、この国には十分にあると思います。あとは決断する勇気だけです。


少子化が急速に進む我が国にあっては、地位にしがみつき不当に次世代の出世を拒むような「なんちゃってシニア」の数はそれほど多くないのかもしれません。それよりも、後継者がいなくて、事業を縮小あるいは廃止するケースのほうが増えています。少子化に加えて「定年制」という日本独特の制度で企業や役職を辞めないといけない「いいシニア」の数のほうがこれからは多くなっていくと思われます。

日本の国際競争力や年金などの社会保障制度を考えたときに、私はこちらのほう、つまり有能なシニアが定年で辞めるほうが重大な社会問題だと思います。シニアは社会の中に組み込まれていてこそ、その価値が発揮されるのです。次世代に席を譲ることは、ある程度は必要だと思いますが。空席が増えてしまっては意味がありませんね。足りなければ椅子を増やすくらいのほうが本来はちょうどいいのだと思います。

シニアが牽引して、いい意味での「長寿社会」を作ってきました。シニアには社会の調整役としての重要な役割があります。私の言いたいことは、たとえ数が増えようともシニアにはしっかりとそのお役目を果たしていただきたいのです。そのため、私はシニアを社会や組織から排除する一切の仕組みには問題があると思っています。

任期はあるけど人気がない

私のいる研究者の世界の現状について少しだけお話させてください。最近の新聞報道等でご存じの方も多いかと思いますが、ここ20年ほど日本の研究力・科学技術力の相対的な地位は、他国と比べてずっと下がり続けています。かつては世界ランキングでも米国、英国、ドイツに次ぐ4位（2005年）で、実質的にはフランスも入れて2位グループと言ってもよかったと思います。現在は英国、ドイツにダブルスコアの差をつけられて12位（2021年）に落ち込み、これからまだまだ下がると予想されています（図5-1）。

1998年～2000年平均		論文数	'08年～'10年平均		論文数	'18年～'20年平均		論文数
1位	米国	30710本	1位	米国	36910本	1位	中国	46352本
2	英国	6071	2	中国	9011	2	米国	36680
3	ドイツ	4991	3	英国	7420	3	英国	8772
4	日本	4369	4	ドイツ	6477	4	ドイツ	7246
5	フランス	3609	5	フランス	4568	5	イタリア	6073
6	カナダ	2842	6	日本	4369	6	オーストラリア	5099
7	イタリア	2128	7	カナダ	4078	7	インド	4926
8	オランダ	1814	8	イタリア	3450	8	カナダ	4509
9	オーストラリア	1687	9	オーストラリア	2941	9	フランス	4231
10	スペイン	1398	10	スペイン	2903	10	スペイン	3845
						11	韓国	3798
						12	日本	3780

図５－１　注目度の高い論文数　世界ランキング

日本は、注目度の高い論文数（引用数の多い論文）は減り、年々順位を下げている

＊文部科学省 科学技術・学術政策研究所「科学技術指標2022」をもとに作成

理由はいくつかあります。一つには我が国の研究者人口の減少です。最近15年で修士課程から博士課程への進学者がほぼ半減しました。修士課程の学生数は減っていないので、博士課程に進み学位を取って大学や企業で研究者になることに魅力を感じる若者が減ったということです。なぜ人気がないかというと、大学教員の任期制も大きな要因と言われています。「人気はないけど任期はあります」と、つまらない駄洒落を言っている場合ではなく、任期制はまだ駆け出しの若い研究者が、数年でクビになるかもしれないという制度です。研究にも集中できないし、落ち落ち結婚もできませんね。

40歳を過ぎてやっとのこと任期付き職員から終身雇用（准教授や教授）になったとしても、研究費を取るのが大変だったり、山のような大学の雑務があったりします。これらは我が国の大学職員の数や研究のサポート体制が薄いことが理由です。たとえば日本のように大学の教官が総出で入試や共通テストの試験監督をやっている国は珍しいです。そんなこんなで雑務に追われているうちに定年退職です。国立大学の多くは65歳定年ですが、実際には60歳くらいから研究室に学生が取れなくなったり、研究費が取りにくくなったりして、研究活動を縮小していかなければなりません。加えて次の就職先を探す必要もあります。

研究者は、他の職種に比べて一人前になるまでに時間がかかり、この年齢層（50〜60代）は世界的に見ても研究を組織するコアであり、若い研究者を育てる中心層でもあります。

この年代が研究・教育に集中できないのは、本当にもったいないです。研究者の定年制はアメリカでは存在せず、ヨーロッパでは国にもよりますが、日本よりも柔軟で、もちろん雑用はずっと少ないです。日本は本来文化や知識、技術の継承の担い手であるシニアを大学から追い出しているようなものです。これでは誰が考えても日本の科学技術力が落ちていくばかりですね、残念！

それ以上に良くないのは、そのような「シニアの研究者の残念な末路」を目の当たりにして、若い人が研究者になりたいとは思わないということです。確実に何十年か後の自分の姿であり、相当研究に魅力を感じていない限り、この世界に入るのは勇気がいりますね。

「若手」というカテゴリーは日本独特？

日本の若手（45歳くらいまで）の研究者は「若手特別枠」のようなものがあり、研究費等で優遇されています。これは若手に期待するという意味があり、20年ほど前から導入されています。私が若手のときにはまだありませんでした。しかしその「若手特別枠」設立以降、日本の研究力は上がったかというと、そうでもありません。

そもそも「若手特別枠」というカテゴリーは年齢差別的な制度なので、外国ではあまり見かけません。また日本では若手としての優遇期間が終わった瞬間、競争の荒波にさらされます。任期制が終わってやっと終身雇用になったかと思いきや、今度は研究者としての生き残りをかけた、真の競争が始まります。本来、若いときにこの競争の中で生き残る術を身につけていないといけないのですが、若手の優遇策があることで先送りになっています。

研究費や人事の評価の方法を、たとえば業績重視にしないで、研究計画をしっかり評価するなどの工夫をすれば若手特別枠は必要ないと私は思います。科学技術は日々進歩し、研究者は年齢に関係なく常に新しいことを学びつつ研究計画を立てる必要があります。その意味では、生涯「若手」なのです。各世代バランス良く研究費を含んだ研究環境を整えるべきだと思います。

論文を書いたり、研究をプロデュースしたり、次世代の教育に関わるのは、経験豊かな50代、60代の研究者が得意です。現状はこの年代に対するサポートは薄く、疲弊が目立ちます。これは日本の研究力の低下の一因にもなっています。

私はいつも、会社や組織の理念や方針などの文章に「若手」という単語が出てきたら、ビクッとします。なぜかというと、それは現状がうまくいっておらず、その理由を若手が育っていないからだと、自分たち、つまりこれまで会社などの組織を動かしていた人たちの失敗の原因を転嫁しているという意味が含まれていることがあるからです。若手ご本人たちは気づいていないかもしれませんが、年齢差別がなく、若手も中堅もベテランも同じように活躍している組織では、「若手」という上から目線的な単語は出てこないはずです。若手に参加してもらい、活躍してもらいたいのであれば、まず先輩たちが若手に憧れられるような存在であるべきです。「ここは若手に期待しましょう」ではなくて、まず年齢に関係なくそれぞれができることを最大限やりましょう。それでうまく軌道に乗れば、人は自ずと集まるものです。

もったいない話

日本人は健康志向が強く、世界最長寿国でもあります。せっかくのシニア人材という「埋もれた財産」を有効利用していないのは「もったいない」話です。大袈裟ではなく、このままでは、日本は科学技術立国を諦めないといけない段階まできており、天然資源が乏しい我が国にとっては大変厳しい将来が待っています。

ここでは研究者の話を例に挙げましたが、どんな業界でも基本的には同じです。働ける人にはできれば仕事を続けてもらったほうがいいに決まっています。繰り返しになりますが、ヒトは社会性の生き物です。寿命や死に方も社会によって決まります。シニアに活躍の場を作れるかどうかも社会の在り方次第なのです。

本書のシニアの定義では、年齢は特に考慮しませんが、実際には元気な年長者がシニアの中心です。しかし若くても、知識・技術に長じて、人をまとめたり教育したりするのがうまい「できた」人もいます。彼ら彼女らは本書の定義ではシニアに分類されます。

ただ、そのような人には、たとえシニア的な役割がうまくても、ご本人のため、社会のためにも、そして将来、もっといいシニアになってもらうためにも、若いときには若いときにしかできないことをやってもらいたいです。雑多なことはシニアに任せて、自分の成長のため、経験を積むために「利己的に」時間を使ってください。加えていっぱい遊んで、いろいろな楽しいことを経験してもらいたいです。というのが、まだ「なんちゃって」ですがシニアとしての私からの助言です。

昆虫界の「最強のシニア」

ちょっと日本の将来に関して重たい話になったので、本業の生物学に戻ります。多くの生き物はヒトのように自身で生活環境を変えたり、遠くに逃げたりはできないので、周りの環境に究極的に適応したライフスタイルを持っています。いつもびっくりさせられることばかりです。

ヒトではシニアがいる家族や集団が栄えて、結果として寿命が延びてきたという話でした。もっと極端にシニアが活躍する例が、社会性の昆虫に見られます。

社会性の昆虫の代表は、ハチやアリです。たとえばミツバチのほとんどは働きバチで、それらは全てメスです。メスと言っても女王バチ以外は卵を産めず生殖に関わらないので、性別はあまり関係ないかもしれません。若い働きバチは、主に巣の中で巣作りや幼虫の世話をします。少し年配の働きバチは、野原を飛び回り花の蜜を集めます。危険な業務を年配のハチが行っているようにも見えますし、外で自由に飛び回れていいな、という見方もできます。いずれにせよ働きバチの寿命は数ヵ月程度ですので、ヒトから見れば、内勤のハチも外勤のハチも「若手とシニア」というほどの年齢差はありませんが、彼らの寿命から考えたら、大きい差なのかもしれません。

実はポイントはここではなくて、もっとすごい真のシニアがいます。それは女王バチです。働きバチの寿命が数ヵ月であるのに対して、女王バチはなんと3年（働きバチの10倍以上！）も生きます。女王バチは一から巣を立ち上げ、まずは交尾をしないで無性生殖で無精卵を産みます。ハチの場合、無精卵でも孵化でき、それらは全て雄バチになります。彼らは女王バチと交尾することだけが仕事で、それが終われば巣から追い出されて死んでしまいます。非常に短寿命で、実に儚い存在です。その後生まれた受精卵は全てメスの働きバチとなり、やがてメスだけの大家族を作ります。それを何年も何回も続けているわけで、女王バチは唯一の最強のシニアです。

栄養学的に興味深いのは、女王バチは遺伝的には他の働きバチと全く同じ、つまり遺伝子は同じだということです。平たく言えば、女王になるための遺伝子というのはないのです。何が違うのかというと、幼虫のときの栄養状態です。働きバチが花粉や蜜を食べて消化して作り出すスペシャルフード、いわゆるローヤルゼリーをたくさん与えられるため、体は大きく成長し、卵を一日に２０００個も産めるスーパーマザーになります。女王になる卵は、王台と呼ばれる大きめの穴に産みつけられます。そこの幼虫にだけ、働きバチがローヤルゼリーを吐き戻して与えるわけです。

一方、普通の巣穴に産みつけられた卵は、栄養制限で生殖器官が発達せず、子供が産めないメスの働きバチになります。感動的なのは、新しい女王が誕生し成長すると、古いシニアの女王のほうが働きバチの一部を引き連れて、巣を離れます。次世代に全てを差し出すのです。

同じようなすごい女王はシロアリにもいます（図５－２）。こちらは、数十年生きると言われています。加えて女王と交尾する王アリも、女王に負けず劣らず長命です。まさにスーパーシニアですね。ヒトとの違いは、昆虫のシニアは決して一線を退いているわけではな

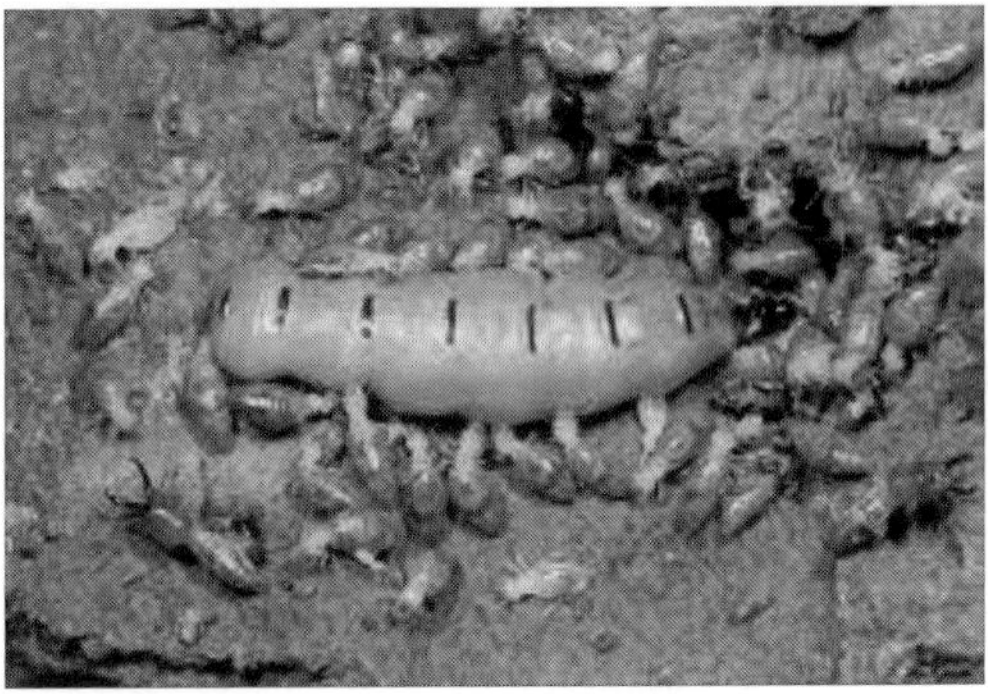

図5－2　シロアリの女王

働きシロアリが中央の大きな女王アリを囲んでいる
*Jan Šobotník／沖縄科学技術大学院大学

く、生涯子孫を作り続けるということで集団の中での役目を果たしています。

研究者として気になるのは、生殖器官の発達を促し、寿命を延ばし、たくさんの卵を産む栄養とエネルギーの源であるスペシャルフード「ローヤルゼリー」の中身ですね。ミツバチのローヤルゼリーは、古くから健康食品として売られてきました。私も飲んだことがありますが、蜂蜜のような甘さはなく、どちらかというと苦く酸っぱい感じです。以前は量がたくさん取れないので、価格が高くコスパは良くありませんでしたが、現在は人工の王台を利用した女王バチをたくさん飼育する方法が確立して、効率良くローヤルゼリーも集められるようになり、価格も多少リーズナブルになってきました。

今後、ローヤルゼリーに含まれる有効成分が判明し、それを化学合成できるようになれば、さらに低コストでよく効くサプリメントが作れるようになるかもしれません。まずは、効果をマウスなどで科学的に調べるということになるでしょう。もしマウスで効果がある物質が見つかれば、ヒトにも効く可能性があります。ただヒトでの効果を科学的に調べるのは簡単ではないので「信じて飲む？」ということになりますね。

ハチとアリの究極の「分業社会」

ヒトの立場から勝手に考えると、ハチやアリの社会形態の見方は2通りあると思います。一つはストレートにシニア（女王）が「支配する」君主制の社会。女王のためにその他の個体が家来のように働いて尽くすという見方です。もう一つは、全員で女王を「支えて」繁栄する家族制分業社会。こちらは、女王が産卵という重労働を一人で引き受けて、周りはそれを応援するという見方です。

どちらもヒト目線の捉え方で、実際にはそのような思惑もストーリー性もなく、進化の結果、たまたまこの形のものが生き残れただけです。ただ、分業は集団としての効率を上げるので、その意味では後者の見方が正解に近いのかもしれません。

実際にミツバチの社会構造の進化の過程を見てきたわけではないので、真実かどうかは確かめようがないのですが、こういう説明も可能という程度で、私の推察をお話しします。

ミツバチの祖先が生きていた環境では、集団が大きいほうがより丈夫で安全な巣を作れ、また食料集めにも有利だったのかもしれません。そのため、子孫の数を効率良く増やす仕組みを持つグループが生き残れる確率が高かったと推察されます。その場合、個々のメスがそれぞれ卵を産むより、産むことを専門とする個体（女王）を作り、それをみんなで保護し、餌を与え、支えたほうが、生産性が良かったのかもしれません。

たとえばミツバチの有名な行動に「尻振り8の字ダンス」というものがあります。これは蜜のある花畑を見つけた個体が巣に戻り、その場所を他の個体にお尻を振って音を出して教えます。お尻を振っている時間の長さが、花畑までの距離（1秒が約700メートル）、お尻を振って移動する方向が、太陽との角度を示します（図5－3）。それを見た個体は、その場所を目指して飛び立つわけです。このような高度な情報収集の技を獲得できたのも、分業のおかげでしょう。

社会性の昆虫では、構成個体は女王の子供、あるいは姉妹です。言ってみれば集団として一つの生命体のようなもので、女王はその生殖器官の役割を担っているのです。もしか

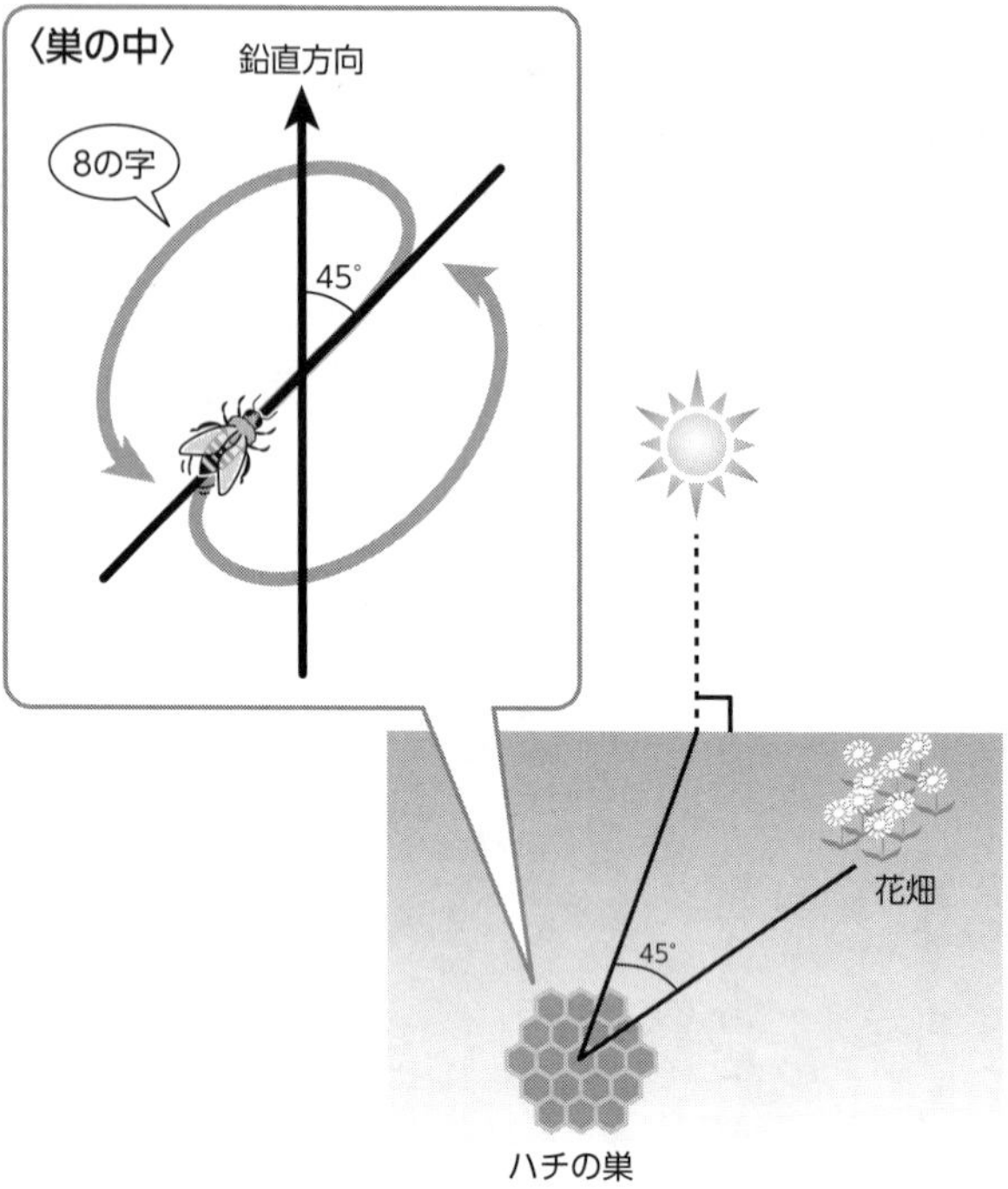

図５－３　ミツバチの「尻振り８の字ダンス」
花畑を見つけて巣に戻った働きバチは「８の字」にダンスを踊って仲間に場所を伝える。８の字の真ん中を移動する時にお尻を振って音を出す。お尻を振って移動する方向が、巣と太陽を結ぶ角度を示し（図では45°）、音を出している時間が花畑までの距離を示す

したら、ヒトも遠からぬ未来、同じような分業体制、つまり産むヒトと産まないヒトの二極化が起こるかもしれません。

すでにその傾向は始まっていると思います。産むヒトを社会全体で支える仕組みがきちんとできれば、もしかしたら少子化対策の一つになるのではないかと私は思っています。いずれにせよ、子供を産みたいと思った人が、安心して産める社会を作ることが何よりも大切ですね。

老いの一つの意味

ではヒトについて改めて考えます。生物学者としては、ヒトの社会も、生物の生きざまの一つの形に見えています。根っこは同じで、進化の賜物として生き残った存在であること、それぞれの生物の違いは、いかにその生活環境に適応し、自身が変化したかです。ヒトの特殊性は「環境＝社会」によって決まるのです。そのため、ヒトを生物学的に捉える場合は、社会との関係を抜きにしては不可能なのです。

ヒトの寿命が延びた原因は、シニアの共同体における活躍にあります。本書では「シニア」を年齢と切り離した「共同体での地位（役割）」で定義していますが、実際のシニアは「老い」が始まっているヒトが大多数です。それでは、この「老いること」は、「シニアになること」と何かしらの関係があるのでしょうか。前章の最後でも少し触れましたが、結論から言うと、非常に関係があると私は思います。

若いときにはとにかくなんでも挑戦したいので、活発に行動します。恋愛だったり仕事だったり、自身の鍛錬だったり。若い時代のライフスタイルは言ってみれば「挑戦的で競争的」ですね。元気な肉体をフル稼働させ、人と競争し、目的を達成すべく努力します。人と喧嘩になることも、時には失敗して大きく傷つくこともあるでしょう。

やがて結婚して子供ができる人もいて、少しずつ経験を積んで、だんだんと職場で指導的な立場になってきます。そして少しだけ老いを感じ始めたときに、ある変化が起こります。それは、いつまでも競ってばかりはいられないと思うようになるのです。もちろん個人差はありますが、少しずつ「挑戦的・競争的」なライフスタイルから、「共存的・協調的」なものに変化していきます。自分のことを中心に考えていた若いときに比べて、ものの見方も広くなっていきます。周りに自分より年下の人が増えてきて、自分がかつて通ってきた年代の人のことがよくわかるのです。

そしてさらに年齢を重ね、子供が独立したり、親が亡くなったり、自身の死を意識する頃には、すでに多くのことを経験しており、世の中がかなり客観的に見られるようになります。他人のことでも「こうすればいいのに」とか、自身の過去についても「こうしとけばよかった」とか、世の中のことが時空間的にさらに広がりを持って観察できるようになるのです。いろいろなことに口を出したくなり、いい意味でお節介にもなっていくのです。ライフスタイルからすると「共存的・協調的」から「公共的・奉仕的」になったと言うことができます。

ここまで来れば、立派なシニアです。自分が世の中のために何をすべきかわかってきます。これは、子供がいてもいなくても同じです。会社、組織、知人との関係性においても、同じように変化していきます。

このシニアまでの変化の過程、つまり「競争→共存→公共」を後押しするのは、自身の経験の積み重ねに加えて、肉体の「老化」なのだと思います。肉体にエネルギーがみなぎっているときには気がつかなかったことが、老いによりだんだん見えるようになってくるのです。たとえて言うなら、ランナーとして前だけを見て全力で走っていたときには見えなかった周りの風景や他のランナーが、速度が弱まることで見えるようになるようなものです。

私たち人類が進化の過程で得た老後の長い余生は、実は自分がのんびり過ごすためだけにあるものではなく、元々は世の中をうまくまとめるお役目もありました。自分の欲望をやり尽くしたと感じたとき、プレーヤーからコーチや監督に役割が変わるのです。チーム「人類」として、幸福という名の勝利に向かって歩む司令塔の一人になるのです。そして老化は、社会の中での役割の変化を示すサインと捉えることもできるのです。

とはいえ通常は、「老後」はのんびり旅行でもしながら過ごそうと思うのが普通です。もちろん大賛成です。その旅行のエネルギーのほんの数パーセントを後進のため、公共のために使ってはどうかと思うのです。

歳を重ねながら、その公共のために使う割合を少しずつ増やしていけばそれでいいと思います。そして最後は、100％公共のために尽くす――つまり、天寿を全うして亡くなるのです。最初にお話ししたように、死があったからこそ生物は進化し、私たちは存在してこられたのですから。かわいい後輩たちのための最後のご奉公と思えれば、老いることも死ぬことも、少しは楽に感じられるようになるかもしれません。

第6章　「老い」を老いずに生きる

第1章でお話ししたように、ヒトを含めた全ての生物は必ず死にます。その生物学的な死の意味は、自分のためではなく他者のためです。過去の無数の死のおかげで、自身も含めた今の地球上の全ての生物は存在しているのです。

そしてここまでで、ヒトだけが持つ長い老後の意味――なぜヒトだけが老いるのか、についても順を追って考えてきました。死の意味、そして、ヒトが老化するようになった意味を理解すると、自ずと老年期の過ごし方が見えてくると思います。

おそらくその一つは、前章でもお話しした少しずつ公共的に生きていくということです。自分のためではなく、逆に公共的に生きるという発想が、自身の老年期のモチベーションにもなると私は考えています。それができれば、たとえ肉体的には老いていったとしても、老いは何かを失うわけではなく、「役割が変化する」と捉えることもできます。

本章では、進化の過程で人類の寿命を延ばしてきたシニアの役割の重要性について、将来のビジョンも含めて具体的に考えていきたいと思います。「年寄りには無理だ」と諦めるのではなく「シニアだからこそできること」があるのです。

少子化で日本は本当に滅びる？

シニアの役割を考える意味でも、日本の将来を考える意味でも、少子化問題はとても大

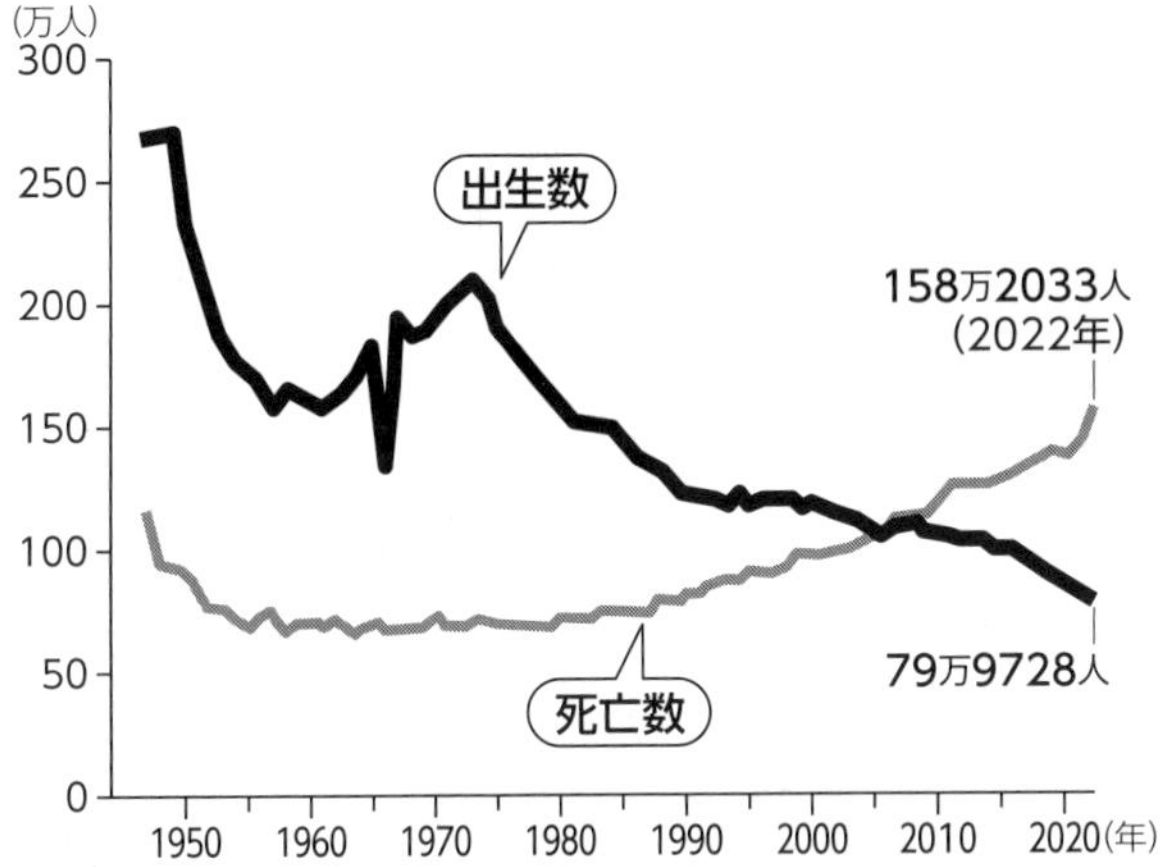

図６－１　少子化に歯止めがかからない

日本の出生数と死亡数の変動　＊厚生労働省「人口動態統計速報」をもとに作成

事なことなので少しお付き合いください。生物学者としても危機感を抱いています。なぜなら、無数の死があって進化し、今私たちは存在しているわけですが、それが途絶えてしまうことにもなりかねないのですから。うかうか死んでもいられなくなります。

２０２２年５月に、米テスラCEOのイーロン・マスク氏が「出生率が死亡率を上回るような変化がない限り、日本はいずれ存在しなくなるだろう」と述べて話題になりました。実際に現在の日本では、急激な少子化が起こっています（図６－１）。

最新のデータでは、２０２２年の１年間の出生数は79万９７２８人で初めて80

万人を下回りました。私の生まれた年（1963年）は約180万人でしたので、それから約100万人減ったことになります。大都市1つ分の人口です。わかりやすい例では、学校の教室から同級生の半分以上がいなくなったと考えたら、その減少の激しさと寂しさがわかります。

このままのペースで減り続けると、最悪50年後には出生数が50万人を切るという予測もあります。もちろんこれは、今のペースで減少したらという意味です。政府からも「異次元の少子化対策」との掛け声もあり、出生数の減少がどこかで止まるかもしれませんし、逆に増加に転じるかもしれません。実際にフランスでは少子化対策に成功して、出生率（合計特殊出生率／女性が生涯産む子供の数）は「2」近くを維持しています。ちなみに日本は1・26（2022年）です。人口を維持するためには最低2・08は必要と考えられていますので、日本の1・26という数字は絶望的です。このままでいくと日本の将来がどうなるか容易に想像できます。

仮に今すぐに大胆な政策をとり、出生率が2・08を超えたとしても、遡って増やせるわけではないので、これまでの低出生数の影響による人口減少は、数十年間は続きます。つまり親世代の人口が少ないので、出生数を上げてもすぐには人口が増えないということです。ただ、将来的な日本の消滅は防げます。

第5章で、研究者人口が減って研究力が下がった話をしましたが、おそらく国全体としても、人口が減るといろいろなところで少なからぬ影響が出るのは避けられません。たとえば年金などの現役世代が支えている制度はもちろん、道路・鉄道・上下水道・送電網などの社会インフラの維持は厳しくなります。働く人が足りなくなるのです。

一方で、人口が減ること自体は悪いことばかりではないという考えもあります。ドイツ（8300万人）やイギリス（6700万人）、フランス（6800万人）などのヨーロッパの国は、日本より人口が少ないですが、日本以上の労働生産性（一人当たりの稼ぎ）を保っています。研究論文の数も多いです。ただ現状では、日本の労働生産性も下がり続けています。このままの状態で人口だけ減っても、おそらくヨーロッパの国々のようにはなりません。イーロン・マスク氏の「日本が滅びる」は、実は言い過ぎでないのです。

ライフイベントは先送りできない

日本の若者の数が減り、学術も経済も停滞し、世界からどんどん取り残されているという暗い話をしました。ここでいつもなら、たくましく生きている生物の話をして盛り返すのですが、ヒトの少子化に関しては、生物で一般的に見られるような環境の変動による食料不足や天変地異による生活空間の減少、外来種による捕食などによる外的な要因等で引き起こされたわけではなく、自分たちの都合で子供を増やさなくなって「勝手に」減っているので、生き物の絶滅などとは訳が違います。

もちろん個人が悪いのではなく、ヒトは社会性の動物なので、日本の社会の在り方の変化が原因です。この後お話しするように、少子化の解決策はいくつかあります。それをやるかやらないかは、政治の問題であり、政治家を選ぶ私たち国民にかかっています。実際にフランスのように少子化対策に成功している国もあるわけですから。

私は、大学の女子学生から「研究者になっても結婚したり子供をもうけたりできますか」と相談を受けたことがあります。研究者に限らず、ある程度の「競争がある分野」では、同様の心配を抱えている方は男女問わず多いと思います。

私の答えは決まっていて、どんな職業についても、チャンスがあれば我慢せず、まずそちらを優先しましょう、です。ライフイベント（出産、子育て、介護など）は先送りできません。つまり後回しにはできないのです。それでもし、仕事に不都合が生じた場合は、その会社や社会の制度が悪いのです。そちらのほうをみんなで一緒に変えていきましょう、です。

言うのは簡単ですが、実際には「世の中を変える」のが簡単ではないことは、よくわかっています。ただ「簡単ではない」を理由にこのまま何もしなければ、どんどん悪くなっていき、本当にこの国は「終了」してしまいます。制度としては、どんな職種でも、労働者の育児休暇などが男女ともに法律で認められています。でも現実には、たとえば数年の任期がついている雇用でそれが利用できるかというと、厳しいかもしれません。実際に十分に利用されていないのは、ご存じの通りです。

ちなみに私の研究室では、常に女性の教員は半分以上おり、今の大学に移ってからの7年で生まれたお子さんは7人、出生率は日本の平均を上回る1・7です。育児などのライフイベントの理由で仕事を辞めた人もいません。これは自慢ではなく、これでもまだ不十分だと思っています。

「おじいちゃん・おばあちゃん仮説」の現代版

うまく制度を利用できないのは、少子化で当事者が少なく、休暇を言い出せる雰囲気がないという事情もあります。加えて「自分も苦労して乗り越えてきたのだから、あなたたちも頑張りなさい」のような少し意地悪なお考えの方も少なからずおられるようです。このような子育てを重要視しない空気と苦労を押しつける「負の連鎖――足の引っ張り合い」の結果が、現在の少子化の一因になっているのかもしれません。

逆に、経験者の方々が「自分たちは大変だったから、次の人にはもっと楽に子育てができるように」と少しだけ力を貸してもらえたら、案外簡単に変えられることなのです。特にライフイベントに関わるのは、人生のほんの一時期です。しかしそのときにしかチャンスはないのです。「負の連鎖」を断ち切り、V字回復のイニシアティブ（音頭）を取るのも、まさに「シニアの仕事」です。

日本が世界に誇れることは、かなり減ってきてはいますが、もちろんあります。その一つが、前にもお話しした、世界一の長寿国だということです。敬老の風土、健康的な食習慣、きれいな生活環境などのおかげでしょう。偶然日本に生まれたということだけで、他国に比べて、より長い人生が持てる可能性があるのです。

２０２２年9月の総務省の発表によれば65歳以上の方は昨年より６万人増え、過去最多の３６２７万人。総人口に占める割合も29・１％と過去最高。世界２００の国と地域の中で最も高いです（図６－２）。仕事に就いている65歳以上の方は９０９万人で、18年連続で増加し、こちらも過去最多。65歳以上の就業率は25・１％に上り、特に65歳から69歳の就業率は初めて50％を超えたそうです。高齢者の労働意欲は徐々に高まってきているということです。

この大勢の知識と経験豊富な方々にはぜひ「シニア」になっていただき、公共的に行動していただけたら、今後の日本の未来は明るくなると私は考えています、というか誰が考

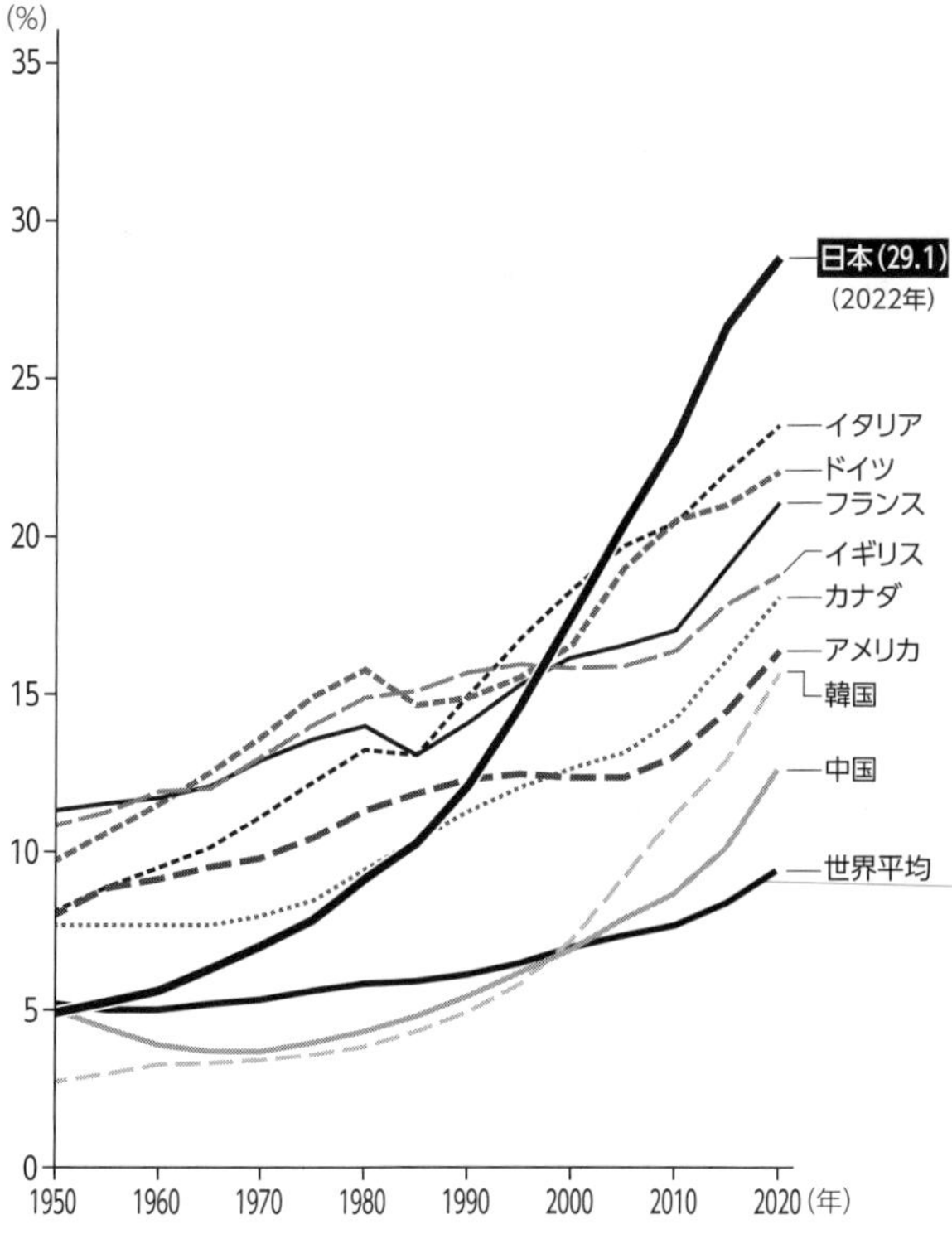

図６－２　各国の高齢者の割合

総人口に占める65歳以上の高齢者の割合は、日本が最も高い

*総務省統計局「統計からみた我が国の高齢者」(2022年) をもとに作成

えてもそうでしょう。安心して子供が産めるような国にまた戻ると思います。

ここで子供の数（出生数）は象徴的に使っていますが、大切なのは、それだけの経済的、精神的余裕と将来展望、つまり簡単に言えば子供を作りたくなり、周りもサポートしたくなる空気感を作り出せるかどうかです。生まれてくる子供が幸せになれないような環境では、誰だって子供は作りたくありませんからね。この「シニアが頑張って今の日本をなんとかする」構想は、長寿化の進化を牽引した「おばあちゃん・おじいちゃん仮説」の延長線上にあり、全世代がハッピーになれる一つの有望な手段です。

何歳からが本当の「高齢者」か

前章で、シニアの活躍がヒトの進化の過程で寿命を延ばしたという話をしました。本書では「シニア」の定義に年齢を入れていませんが、年配者が多いということも申し上げました。「年配者」も「高齢者」も、本来は相対的な言い方で、寿命や人口分布によって変わってくると思います。今は制度上、65歳以上が高齢者と定められていますが、これは実際の感覚とは少し違います。

図6-3は、厚生労働省が作った人口分布の将来予測（2025年と2065年）です。2025年はほぼこの通りだと思いますが、2065年は違う予想もあります。厚労省の

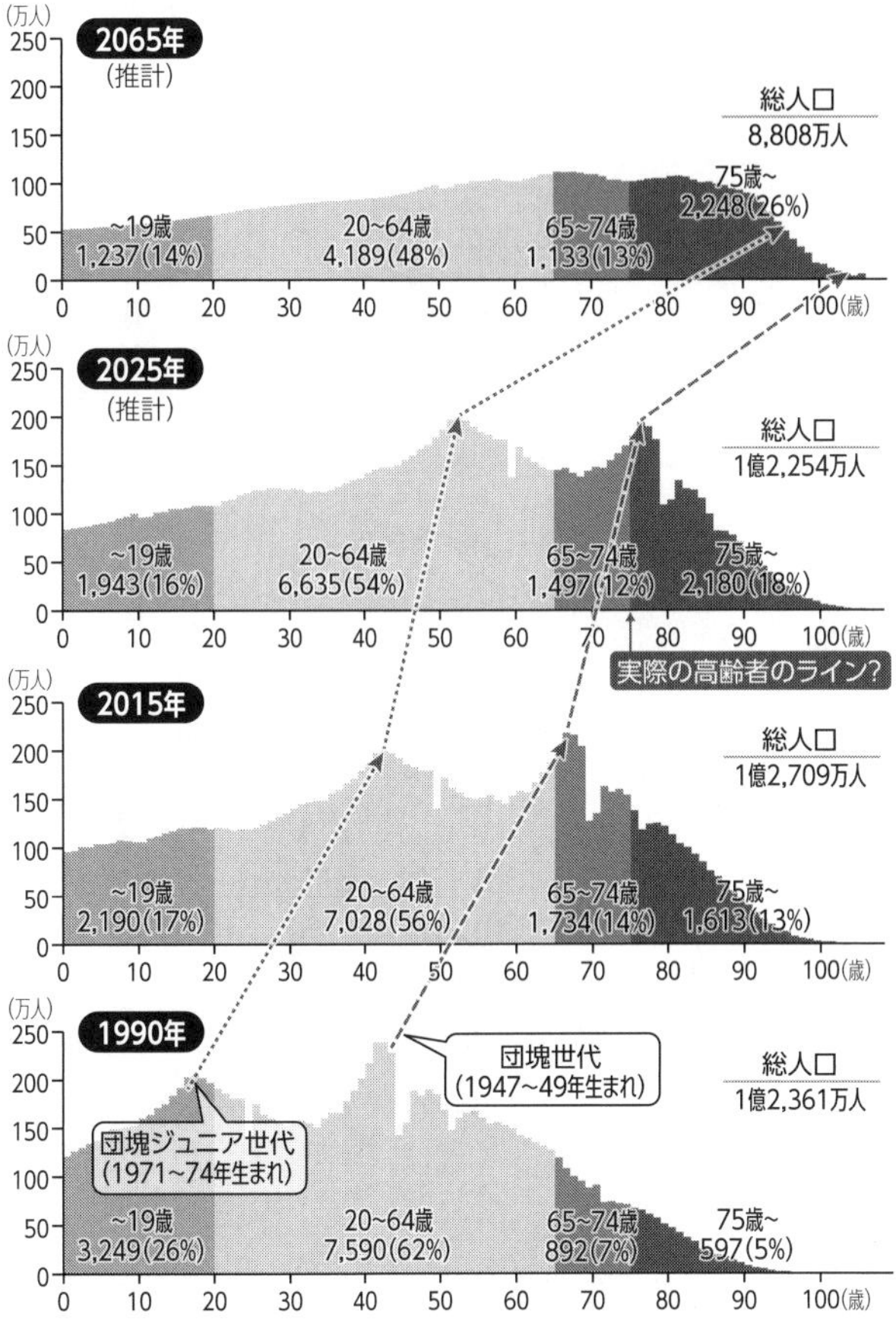

図6－3　少子高齢化のトレンドは今後も続く

1990年と2015年の人口分布と、2025年、2065年の人口分布の将来予測

*厚生労働省「平成29年版厚生労働白書」をもとに作成

出す出生率予測は、おそらく期待も込めてでしょうが、いつも少し甘い感じがします。このまま少子化の傾向が続けば、2065年に19歳以下の人口はもっと少なくなっている可能性があります。現に、2022年度の出生数は予想を大きく下回りました。年長者の人数も、団塊ジュニア世代前後はこんなに急激には少なくならないと思います。具体的には長寿化のトレンドは今後も続いていくと予想されるので、2025年に200万人いる50歳の人口が、40年後に半分以下までは減らないかもしれません。

それはさておき、高齢者の制度上の定義ですが、2025年の分布を見ても65歳以上を高齢者とするよりも、リアルに相対的な人口数だけ見れば、緩く見積もって75歳以上が高齢者でしょうか。国民の平均年齢が50歳前後の国で、65歳を高齢者に分類するのは無理があります。肉体的にも元気なわけですし、高齢者かどうかは、科学的、総合的に判断し、なるべく個人差を無視した「レッテル張り」は避けるべきです。当事者の元気がなくなります。

ここからが重要なのですが、これだけ以前に比べて高齢の人の割合が大きくなると、当然本書で言うところの「シニア」の割合も増え、その人たちの社会における役割も変わってきます。シニアの定義をもう一度復習しますと、知識や経験豊富で、教育熱心で私欲が少なく全体の調整役としてバランス良く振る舞える人です。簡単に言えば「徳のある人」

です。もちろん全て完璧である必要はなく、このような要素が重要だということです。

それでこのシニアばかりになってしまうと、調整役をしようにも調整される人のほうが少なくなってしまい、全員がシニアとしての役割を担う必要がなくなります。何を言いたいのかと言うと、シニアをコーチや監督だとすると、コーチや監督ばかりになってしまい、これではチームJAPANが成り立たなくなるということです。

解決策としては、一昔前には監督の年齢でも、今は選手兼コーチくらいの役割でやっていかないと、肝心の選手（プレーヤー）がいなくなってしまいます。三浦カズ選手のような存在が必要だということです。

ちなみに他の動物は基本的に「老後」はないので、生涯「現役プレーヤー」ということになります。

イルカは「定年制」について何を思う？

「選手兼コーチ」と口で言うのは簡単ですが、プロスポーツの選手を見ていても、それはかなり大変なことです。コーチはいいとしても、選手は肉体的な衰えは避けられません。特にプロスポーツ選手は限界に近いところで勝負しているので、若い人に追い越されてしまうかもしれません。ですので、野球やサッカーなどの人気のプロスポーツでは、選手兼コーチは難しいです。

ただ、人口減少の日本にあっては、若手に取って代わられるようなことのほうが少なくなりつつあり、どちらかというとその選手が引退したら競技そのものが成り立たなくなるというのが現状です。実際に多くの産業分野で、後継者不足のために事業の継続ができなくなった企業が日本から消えていきました。

下からの突き上げがないとしても、選手兼コーチでやっていくのは難しい面もあります。日本には「定年制」という「昭和の遺物」があり、決して長く働くことを「良し」としない風潮があります。「肩たたき」文化とでも言いましょうか。かつての高度成長期、人口もＧＤＰも増え、全てが右肩上がりの時代には「そろそろ次の人に席を譲ってよ」と肩を叩いて引退を促すのは、会社を効率良く運営する上でも、また若者に就職の機会を与えるためにも有効な面もあったのかもしれません。

ところが全てが縮小傾向にある現在の日本では、定年制は労働者不足を加速するだけで、あまり利点がないように思います。つまり、代わり（次の人）がいないのにまだ働ける人を辞めさせてどうするのかということです。

我が国では募集・採用における年齢制限が法律により禁止されています。しかし現状では、まだまだ年齢による差別が残っているようです。欧米では日本よりもその意識が高

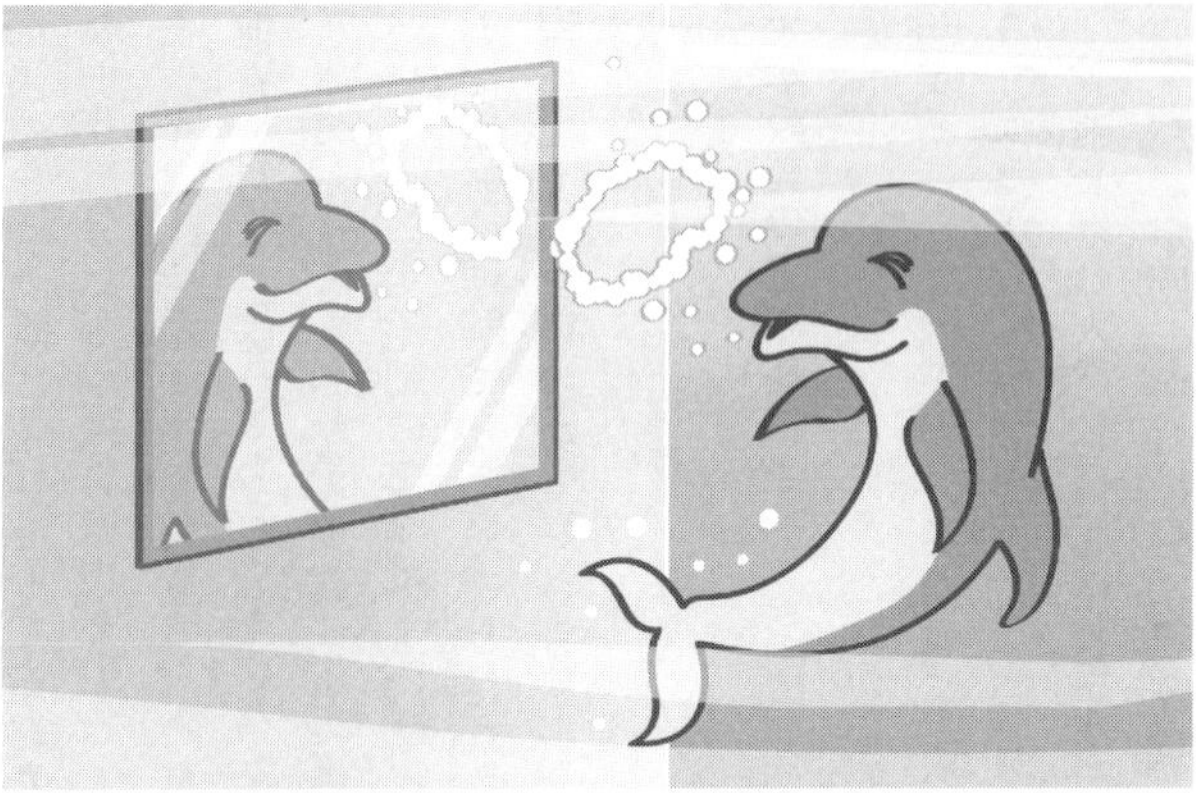

図6-4　イルカはスマート

く、年齢条件はありません。高齢の方が、マクドナルドで普通に働いています。この日本特有の年齢差別も、定年退職の年齢、つまり上限が決まっており、そこから遡って何年働けるかということにも関係していると思われます。たとえば65歳定年の会社で、60歳以上の人はなかなか雇ってくれないかもしれません。

少し生物学者の妄想をさせてください。もし他の生物が喋ることができたら、この定年制についてなんて言うでしょうか？　イルカはヒトの次に脳化指数（体重に対する大脳の比率）が高く、知性が高いです。ただ肉体的な制約により、何かを作ったり、ものを書いたりできませんが、群れの中ではお互いのコミュニケーションは常に取り合っています。たとえば、集団で協力して狩りをしたり海藻でキャッチボールをして遊んだりもします。すごいのは、鏡に映る自己を認識する、つまり自分を客観視して泡を出してみたり、変顔（？）したりできるのです（図6-4）。また、キャッチボールができるということは、相手の能力や遊んでくれるかどうかなどの、他者に対する理解もあることになります。

さて、そんなスマートなイルカにとって、おそらく他の集団で暮らす動物も同じだと思いますが、定年制のようにまだ働ける仲間を、年齢を理由に強制的にグループから排除する仕組みは理解できないでしょうね。ヒトのほうが、イルカよりも自分たちのことを客観視できていないのかもしれません。もしイルカに首があったら捻りたくなるような感じでしょうか。

大学教員の定年事情

定年の年齢にどういう意味があるのか、現在はよくわからなくなっています。たとえば65歳という年齢が働けないほど老いていないのは確かです。本来、定年は一律に決めるものではありません。元気でやる気があって仕事もできれば、辞める必要はありません。

アメリカの大学教員には定年はありません。給与の一部が自身で獲得しないといけない研究費から出ているので、研究費が取れなくなったら、つまり研究成果が出なくなったら、それでおしまいです。元気で実力のある教授は、いつまでもその分野を牽引し続けます。もちろんシニア教員として、後継者も育てます。日本の場合は定年制がネックとなり、在職期間が短く、しかもそこに幾多の雑用が入ってくるので、いろいろな活動が中途半端で終わります。自身の研究の継承すらうまくいきません。それまでの研究成果が有効利用されないので、大変もったいないです。

少々脱線します。海外の学会は4〜5日間続き、移動日を含めて1週間〜10日間くらい滞在します。日本の大学の教授クラスは、仕事が重なって途中で帰ったり途中から参加したりされる人もいます。最近は、そもそも日本からの参加者が減っていますね。講演を聞いているときも、日本の研究者はパソコンを開いてメールのチェックをしている方が見受けられます。これらの状況は国内の学会でも同じです。

私の場合も一日数十通のメールが来て、そのうち半分くらいはすぐに返信が必要です。容赦なく添付ファイルがついており「会議までに目を通してください」とか書いてあります。添付がついてくるのは大体事務関係で、本務である研究・教育とは直接関係のないものが多いです。それでも添付書類はまだいいほうで、ダウンロードのURLがついてきたら大変です。メールで送れないくらい大きなファイルか、機密書類です。そんなこんなで毎日3時間程度はメールの対応に費やされます。

これに加えて、オンライン会議もコロナ禍以降やたらと増えました。以前の対面会議がほとんどだった時代は、一日にいくつも会議には出られなかったのですが、オンライン会議は、びっしり会議予定を入れることができます。また、パソコンを複数使い、2つの会議に同時に出ることもたまにあります（すみません）。感覚的な話で恐縮ですが、2つの会議に同時に出ると、脳のこれまで使われていなかった部分が活動しているような、新鮮な感覚に襲われます。聖徳太子は8人の話を同時に聞けたなどと言いますから、まだまだいけるのかもしれません。

冗談はさておき、それで、もし私がこれらの「お仕事」を拒否して啖呵切って「研究者にしかできない仕事以外はやりません」と言ったらどうなると思いますか？ 申し訳ないことに、若い方や別の方にそのお仕事が回ってしまうかもしれません。あるいは事務がパンクします。どうにも逃れられない構造なのです。根本的に人が足らないのです。

生物学的に考える、人の社会の「2層構造」

話を元に戻します。定年制は、若い人に仕事を与えるために必要だという考えがあります。それは若い人がたくさんいる時代の話だということは、前に述べた通りです。加えて今は、定年制をやめたほうが、逆に若い人のためにもなる場合が多いのではないかと思います。今後定年制を続けた場合、多くの会社が人材不足に陥ります。すると、そのしわ寄せは若い人にくる可能性があります。結果、仕事がきつくなり、離職率（仕事を辞める率）も高くなり、正規雇用が減り、収入が減ることになるかもしれません。企業には余裕の部分がないと、成長は望めません。本来若い方は、そういう「伸びしろ」を組織に与える存在であるべきです。

私は理想的には、人の社会は2層構造がいいのだと思っています。創造力豊かに新しいことを始める「クリエイティブ層」。これは若い人が中心になります。この層は「学びと遊び」を生業とします。そしてその自由度を支える基盤となる「ベース層」。これはシニアが中心となる教育やルール作りなど社会基盤を支える層です。ベース層は、知識・技術や文化をクリエイティブ層に継承します（図6－5）。そしてこの2層の連携が、経済やさまざまな分野において高い生産性を可能にします。

この2層が揃って初めて、人の社会は安定的な進歩が可能になり発展できるのです。この構造からすると、「クリエイティブ層」は「ベース層」に乗っかっているわけですから「クリエイティブ層」だけを優先的に充実させることはできません。若手のみのテコ入れは難しいのです。いい舞台、いい演出家がいない状態では、決していい役者は育たないのです。

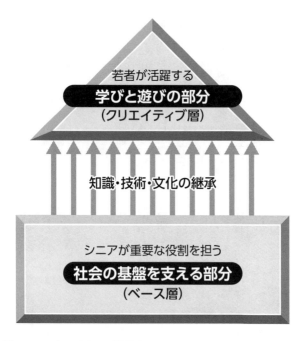

図６－５　人の社会は２層構造

超高齢者の若さの秘訣

それでは「ベース層」を充実させるためには、どうすればいいでしょうか？　単純に高齢になっても元気でいることです。極端かもしれませんが、かなり高齢、たとえば90歳を超えても仕事をされている方は少なからずおられます。共通点は、自営業であることと、体を動かす仕事であるということです。今後、定年制の見直し（延長）はあるかもしれませんが、定年制が完全になくなることはおそらくないと思いますし、雇われの身では、定年以外でもいつ会社を辞めることになるかもしれません。

かくいう私も米国で製薬企業に勤めているときに、本場の（？）リストラに遭った経験があります。突然の解雇予定通知に頭の中が真っ白になりました。32歳で子供が生まれたばかりのときでした。

生涯働こうと思ったら、資格を取ったり、自営業的な仕事を模索しておくのは一つの方法です。先日（2022年9月）、テレビで105歳の現役理容師の箱石シツイさんのお姿を拝見しました。お元気でした。毎日坂道を上ったり筋トレしたり、日々の仕事が続けられるように努力をしておられます。2021年には東京オリンピックの聖火ランナーも務めています。「何がそのモチベーションですか？」とアナウンサーの方に尋ねられ、自分に髪をやってもらいたいという昔からのお客さんがいるので、その人たちのためにできるところまでやってあげたいんだと、答えておられました。公共的ですね。

また、100歳以上生きておられる人の生活習慣の特徴は、特別なことをやっているわけではないようです。これまでのさまざまな調査をまとめると、よく食べ、よく体を動かし、規則正しい生活を送り、性格的には誠実できっちりしており、社交的で明るく穏やかだそうです。きっちりとした性格の方は、毎日の運動などのルーティンをしっかりこなし、栄養士や医師に言われたことをきっちり守れる人が多いのかもしれません。こういう方は普通に考えても長生きしそうですね。

お子さんのおられる方は、子育ての中のことを思い出してみてください。学校の準備や習い事など、生活のリズムを決めてくれる子供という存在がありました。これはかなり健康には良かったのだと思います。子供がいなくても、会社勤めをしているときには基本的には規則正しい生活が送れます。規則正しい生活は、ホルモンバランスを整え、長寿遺伝子の働きを活発にしてくれることがわかっています。

「長生きのコツ」である規則正しい生活は、言うのは簡単ですが、実行は難しい場合もあります。ポイントは、一人ではなく誰かと一緒にやることでしょうか。人とのつながりを「生きる」という前向きなエネルギーに変えるのです。いくつになっても自分は社会の一員であり、シニアとしての責任を負っているという意識を、最後まで持ち続けられるような環境に自分を置くことが大切だと思います。

ザトウクジラの婚活から考える残念なオスの価値

生物は、基本的には3種類に分けられます。どなたでもすぐに思いつくのは、メスとオスです。これは産む性と産んでもらう性ということになります。さらにこれに子供が加わり、3種類となります。ただ、産む性と産んでもらう性という役割は、全ての個体が産んだり産ませたりに関わるわけではもちろんありません。

たとえばザトウクジラは、繁殖期になると1頭のメスを追いかけて10頭程度のオスが旅に出ます(図6－6)。ザトウクジラは「歌うクジラ」としても有名です。歌うのは繁殖期のオスのみです。長い歌は30分近くあり、しかも複雑で、毎年新曲が出ます。ちなみにJ－popで一番長い歌はBOROさんの『大阪で生まれた女』で34分、私が歌える歌の中で一番長いのは、さだまさしさんの『親父の一番長い日』で12分あります。しかもクジラの歌は、マイクなし、もちろんエコーもなしで遠く数千キロメートル先まで届きます。数千キロメートルというのは、日本列島の端から端(最東端は南鳥島から最西端は与那国島までが約3000キロメートル)くらいの距離です。すごい声量ですね。

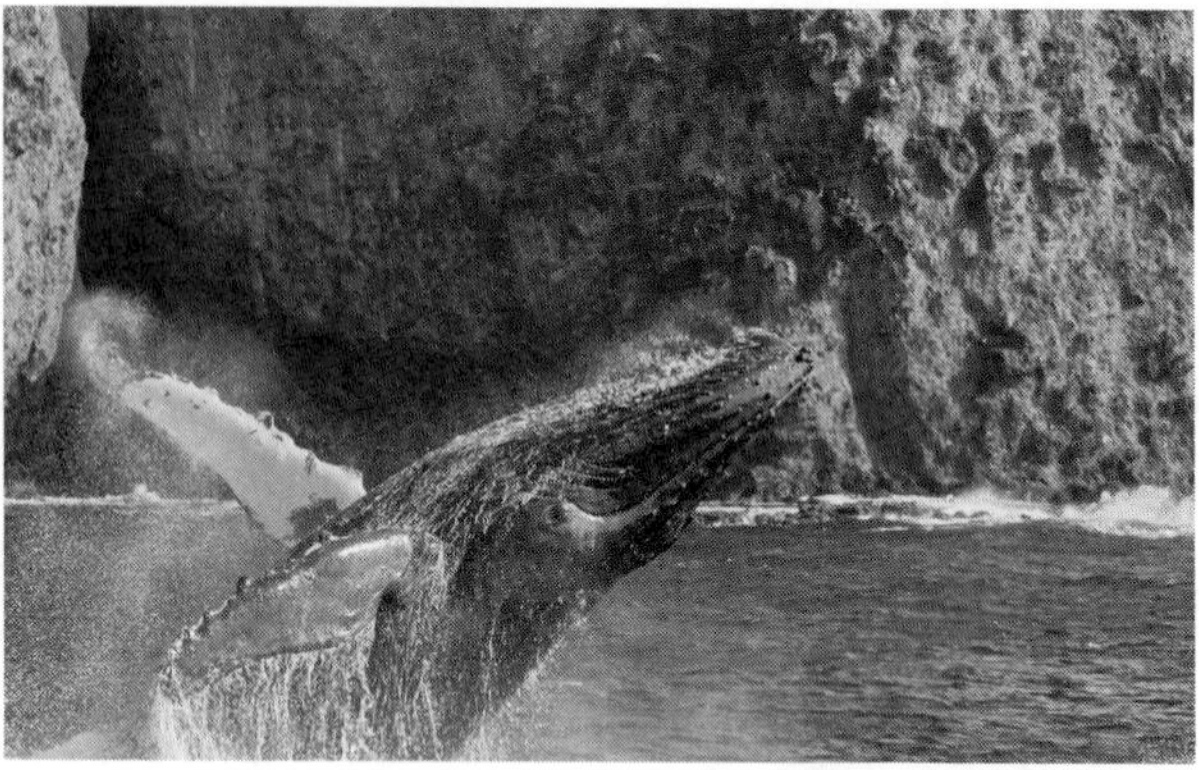

図6－6　ザトウクジラ

ザトウクジラは、繁殖期に寒い海（北極海）から暖かい海（ハワイ沖）に何千キロメートルも旅をします。その間ずっと歌っています。んー楽しそう。

興味深いのは、この歌がメスに向けた求愛の歌ではなく、オスの集合の合図になっているということです。

ここからは、私の想像で多少脚色が入っていますが、この長旅の意味は、メスにとってはどのオスと交尾をしようかと「見定め」る期間なのだと思います。多数のオスに追いかけられるのは、おそらく悪い気もしないのでしょうか。

一方、オスにとってこの長旅の意味を理解するのは、結構難しいです。あくまでも想像ですが、オスは非常に紳士的で、抜け駆けはしない。ライバルとなるべきオスたちをわざわざ集めてから競い合うのです。そんなことをしたら確実に自分の交尾の可能性は低くなるのに、それをあえてするのです。進化の結果こういうシステムになったわけですから、ここに至る過程では、こんな面倒くさいことをしない集団もいたのかもしれません。しかしそれらは滅びて、この面倒くさいイベントをするグループが生き残ったのです。子孫を残すのにいいシステムだったのでしょうか。

オスにとってみても、オス同士で競争するのは楽しくなくもないのかもしれませんね。オス同士の会話：「彼女、魅力的じゃない？」「だよねー」「よし、みんな集まれ！　競争だ！」的な。

また、この巨体の鯨がいつも一緒に暮らしていたら、とても十分な食料にはありつけませんね。必要なときだけ大声を出して大集合をかけるほうが、都合が良かったのでしょう。

さてメインイベントは旅の終わりに、1頭のメスと交尾したい何頭かのオスが本気で追いかけ始めます。そして、その中でメスがオスを1頭だけ選び、交尾に至ります。他のオスは残念なことに、何千キロメートルも一緒に旅をしてきたのに交尾ができなかったということになります。その年の体調と「運」のいいオスが、かのメスとカップルになり、その他の残念なオスに祝福されて、地球規模の壮大な婚活イベントは終了となります。それで交尾できなかった残念なオスたちは、また来年会いましょうということで、解散となります。翌年は、また違うオスが選ばれるかもしれません。

ここで言いたかったことは、直接生殖に関わらない個体にも、この婿選びのイベントを盛り上げるという、しっかりとした役割があるということです。人に置き換えて考えると、私たちも確かに似たようなことをやってきました。合コン（合同コンパ）、合ハイ（合同ハイキング）など、複数の男女で楽しく盛り上がるイベントでは、自然に恋が芽生えることはよくある話です。

さて話を戻します。ヒトの場合、生物学的にはメス・オス・子供以外に4つ目の分類があります。それが、これまでお話ししてきた「シニア」です。シニアは大体年齢の上の方が多く、直接生殖には関わりません。そしてこれまで述べてきたように、集団をまとめ、文化を継承する重要な役割があります。

生殖に関わらないという生き方

シニア以外にも、直接生殖に関わらない人は大勢おられます。先に出生数の低下の話をしました。結婚しない人の増え方は、実はもっとすごいことになっています。日本では結婚した夫婦の子供が圧倒的に多いので、この「結婚しない人の割合（未婚率）」の増加が少子化の一番の原因と考えられています。未婚率が男女ともに1990年代から、ものすごい

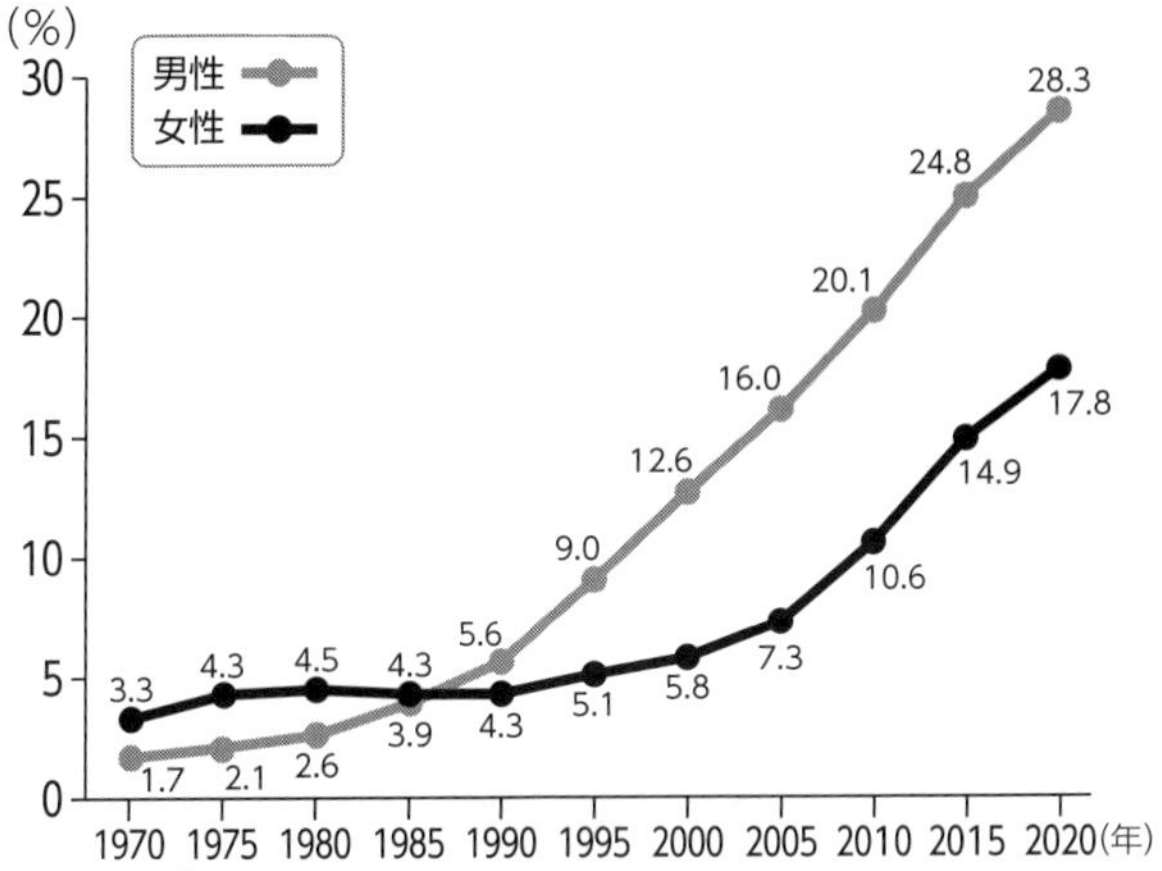

図6－7　50歳時未婚率の推移

結婚しない人の割合は年々増加している

＊内閣府「令和4年版 少子化社会対策白書」をもとに作成

勢いで増えているのです（図6－7）。

男女で1・6倍ほど未婚率が違う理由は、男性が複数回結婚する人が多いということです。もちろん、結婚しようがしまいが個人の自由です。ただ、結婚したくてもできないような状況があるとすれば、それを是正するのは社会の役割であり、社会の「ベース」を作るシニアに、何らかの貢献ができる可能性はあると思います。

未婚率上昇の理由の一つに挙げられているのは、若者の貧困と言われています。確かにこれも一因でしょうが、若いときにお金がないのは、昔からそうでした。おそらく結婚して共稼ぎをしたほうが、生活は楽になるようにも思います。

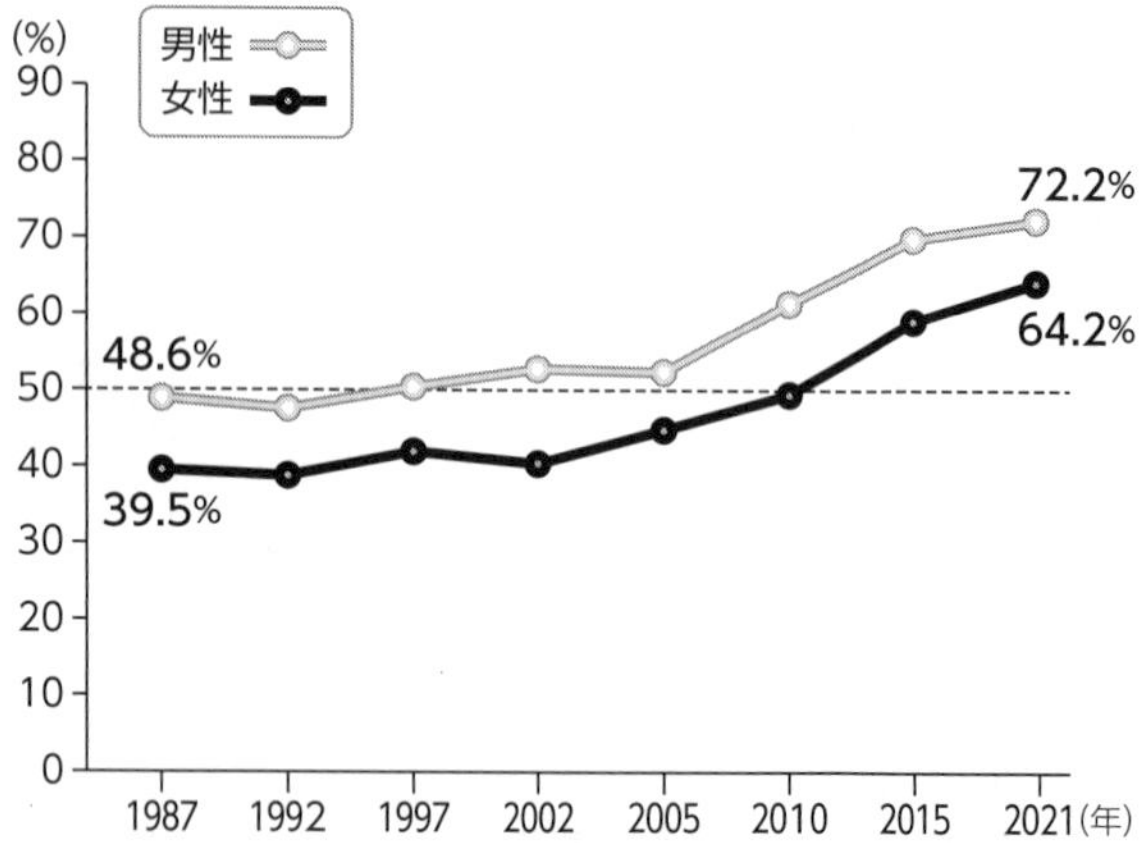

図6－8　18〜34歳未婚者の交際相手がいない割合の推移

＊国立社会保障・人口問題研究所「出生動向基本調査」（2021年）をもとに作成

私は大学の教員をしていて、多くの若者（主に理系男子）と接しており、彼らの状況について大方理解しているつもりです。経済的には決して余裕があるというわけではありませんが、それが結婚できない（しない）第一の理由ではないと感じます。結婚云々よりも、その前に彼女がいない人が多いです（図6－8）。

それも交際相手が欲しくてもできないというより、作ろうとしない人も少なからずいます。なぜ作らないのか尋ねると、次の3つの理由がよく聞かれます。

①作りたいけれど勇気がない
②理想の人が周りにいない
③一人でいるのが好き（面倒くさい）

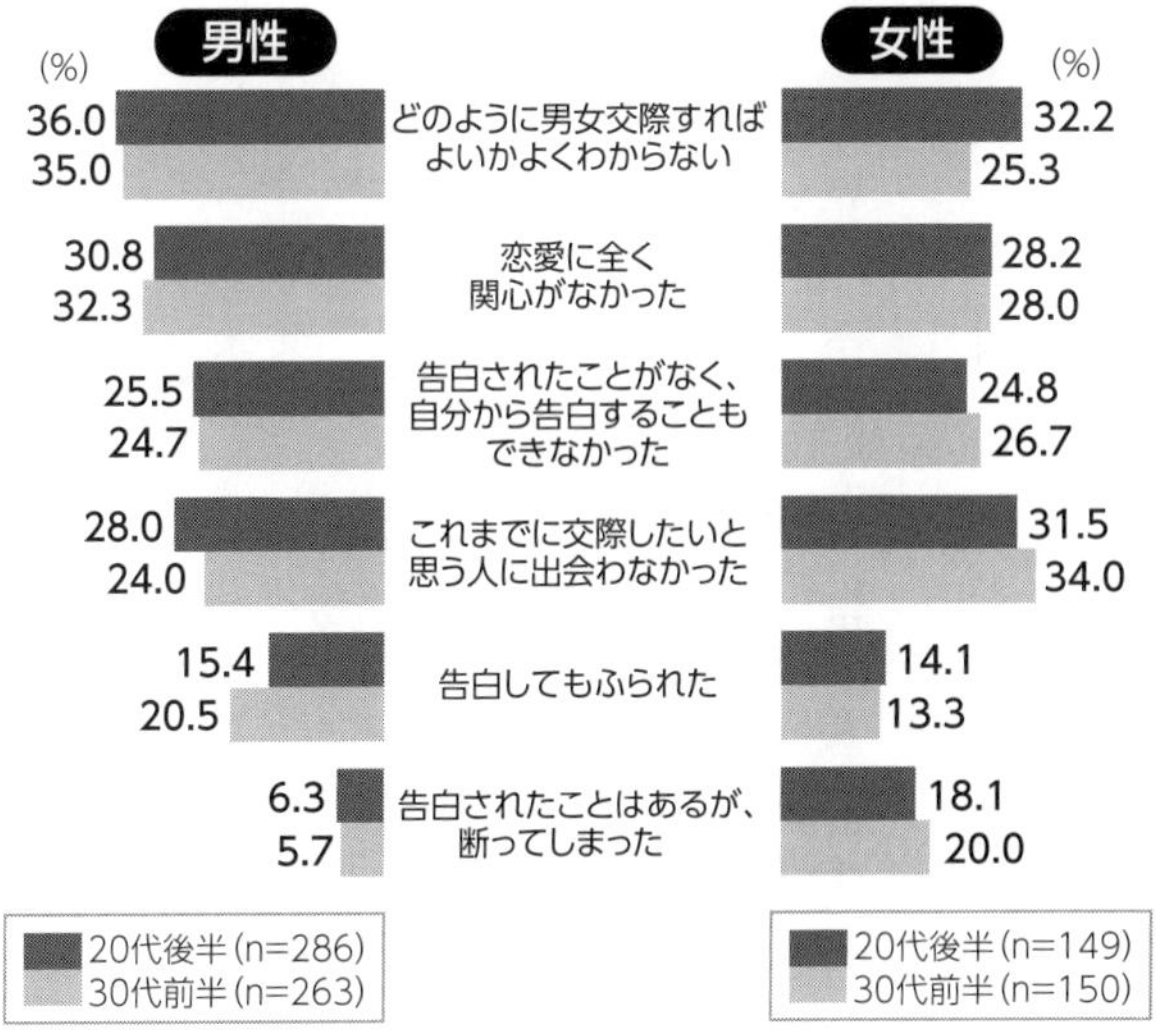

図6－9　交際経験がない理由

*明治安田生活福祉研究所「25～34歳の結婚についての意識と実態」(2017年) をもとに作成

これらは調査会社が調べた結果（図6－9）とも大体同じです。それぞれ分析してみます。

①作りたいけれども勇気がない：図6－9の1位、3位とも重なります。これは昔も今も変わりませんね。お酒の力を適度に借りたり、友達に助けてもらったりして、なんとか頑張ってもらうしかないです。まず男女が仲良くなれる雰囲気作りが重要です。昔はテレビで告白するような番組もあり、それを真似したイベントなどは学園祭の定番でした。今は出演者がSNSで中傷されたり、個人情報などの問題があり、なかなか難しいようです。

②理想の人が周りにいない：図6－9の4位と重なります。アイドルやアニメの主人公にすごく憧れていたりすると、身近な人の良さがわかりにくくなってくるのかもしれません。身近な人と深く関われば、「リアルの良さ」が見えてくると思います。とりあえず友達として1回お付き合いしてみるのも、世界が変わるきっかけとなるかもしれません。

③一人でいるのが好き（面倒くさい）：図6－9の2位と重なるのかもしれません。ゲームやたくさんの「面白いもの」に囲まれているジュニア世代には、恋愛は、もはやあまり刺激的なものではなくなってしまっているのでしょうか。これは、社会的には大変重大な問題です。つまり生殖意欲の低下を意味しており、生物学的な「有性生殖の終わり」の

始まりに向かっているのです。少子化はもとより、家族のかたちもそれを基盤とする社会のかたちも変えてしまうかもしれません。

まとめると、一番の問題は、男女が仲良くなる場、そしてパートナーとして認識する機会が減っていることのようです。以前は、若い人は誰かと付き合うのが当然のような雰囲気でした。出会いや戯れ合う場が日常的に多かったのだと思います。それらは、自然に告白したりされたりの機会を増やします。異性の存在がSNSやネット越しではなく、物理的に身近になることが大切なのだと思います。つまり、だんだん人と人との物理的な「距離」が遠くなってしまったのです。

ご存じのように、コロナ禍もその傾向に拍車をかけました。ザトウクジラを見習って、健全に、オープンに出会いや恋愛を楽しむような雰囲気および「場」を作る仕組みが必要かもしれないですね。

昆虫化するヒト

婚姻率の低下は、人の「社会的」には大きな問題ですが、「生物学的」には特に驚くほどのことはありません。生物は進化によって作られました。今この時点でも「変化と選択」が起こっているだけです。第4章でも少し説明しましたが、ヒトはやがてミツバチやハダカデバネズミのように、生殖的分業が起こり、産む個体と産まない個体に分かれる可能性があるのかもしれませんね。

　現在でも、婚姻の高齢化が一因で自然妊娠が難しくなったり、原因はよくわかりませんが男性の精子の数が減ってきている現実があります。社会の制度の問題だけではなく、肉体的にも産めない、産ませられないヒトがますます増えてくる可能性もあります。加えて、そもそも先ほどの話のように異性に興味がない人も増えてきています。これが進化の過程の「変化」ということになります。

　そして「選択」ですが、ヒトという種が生き残るなら、「産みたいヒト、産んでもらいたいヒト」に頑張ってもらうしかありません。もしもこの状態が続くと、前述の通りミツバチのような「昆虫化」につながります。「産むヒト」は、女王バチのように頑張って産んでもらわないといけないかもしれません。「産まないヒト」は、働きバチのようにかなり産むヒトを支えることになります。もう一つの選択は、残念なことに人類の絶滅です。ずいぶん先の未来ですが、これはあり得ることです。

　ちょっと怖い感じがする未来で、私たちの多くが夢に描いている「幸せな未来」とも違うように思いますが、今のところは、そちらの方向に向かっています。科学技術が進歩し、生活が便利になったように見えても、実は生活は以前にも増して慌ただしくなり、仕事以外のことをする余裕が少なくなっています。

また妄想ですが、もしイルカが喋れたら、こんな人類を見てなんと言うのか興味があります。大体想像はできます。「私たちは海の中でのんびり暮らせてよかった」。

シニアにしかできないこと

「もしも」の話から、現在の話に戻ります。経済も人口も縮小傾向の日本にあって、「復活の切り札」であるシニアのできることは、他にもたくさんあります。

たとえば代弁者としての役割。図6‐10に、理想の子供数と現実の数の差を示します。本来は現実の数が上昇して上の理想の数に近づかないといけないのに、出生率は低いままで、理想数も下がってきています。最悪です。これは前節で述べた「産みたいヒト、産んでもらいたいヒト」にとっては辛い現実です。この理想通りにいかない理由として、一番に挙げられるのは、教育と子育ての負担の増大です。これは政治的に解決できる問題です。これこそシニアが代弁者として声を上げるべきでしょう。もちろん政治家もシニアが多いはずですので、選挙でしっかりいい人を選ばないといけませんね。

シニアができるもう一つのことは、自分たちのことです。シニアには、高齢者が多く含まれています。高齢者人口はかつてないほど増えています。介護や医療費の増大などの割

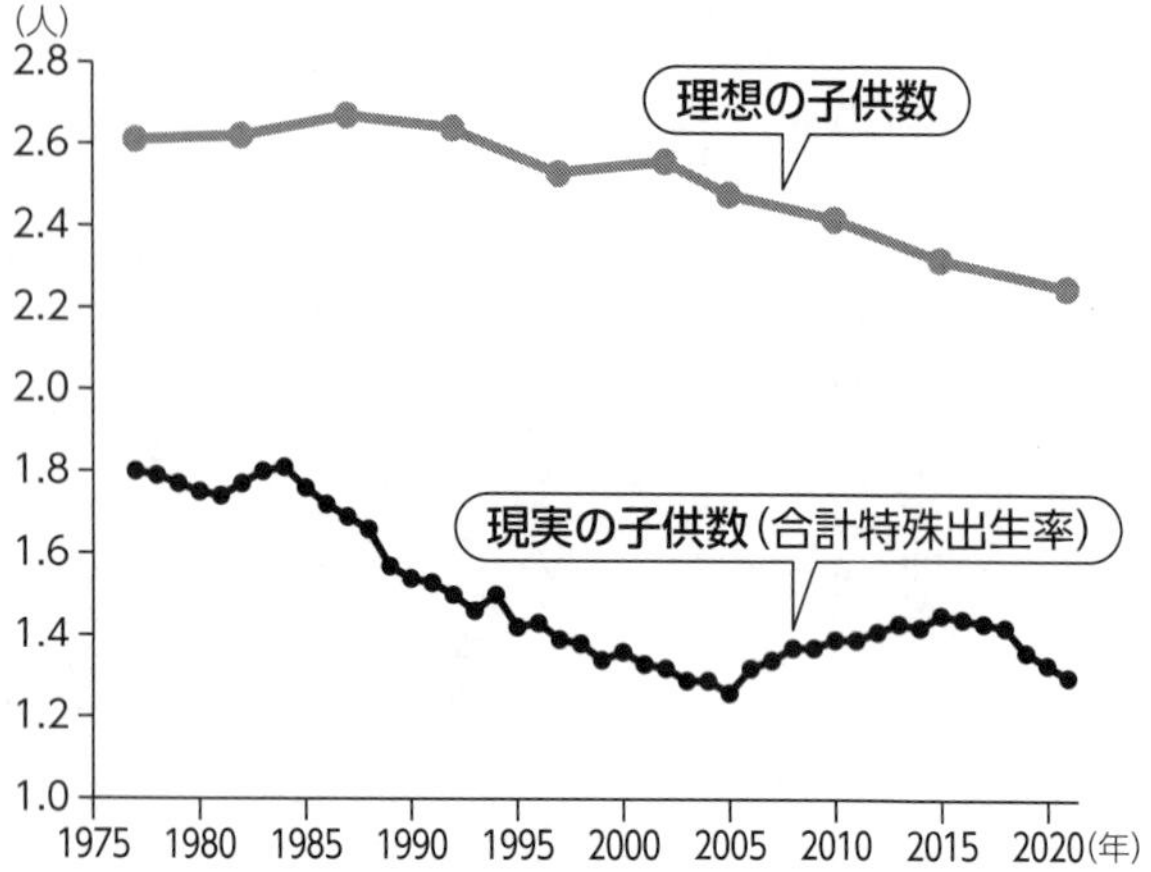

図６－10　子供の数の理想と現実

＊国立社会保障・人口問題研究所「出生動向基本調査（夫婦調査）」、厚生労働省「人口動態統計」をもとに作成

合は、年々増えています。たとえば、２０２２年の歳出の34％が社会保障費です。その多くが、高齢者関連に使われています。団塊の世代が後期高齢者となる２０２４年あたりから、さらに急増するのは確実です。

これらはもちろん必要な予算で、財政が厳しいからと言って減らすことはできません。考えられる解決方法は二つあります。一つは国民の負担を増やすこと。これは増税かもしれませんし、国債（借金）も先送りしているだけなので、意味は同じです。ただしこの政策は、将来的にはますます少子化を加速する可能性もあり、長い目で見たらあまりいいことはないでしょう。

もう一つは、老化によって引き起こされる病気を減らすことです。現在、多くの病院は高齢者で溢れています。なぜこうなるのかというと、高齢者は病気になりやすいからです。その病気の原因のほとんどは老化です。この老化を少しでも食い止めて生涯現役で働けるようになれば、医療費の国庫負担分が抑えられ、さらに国の税収も増え、全て丸く収まります。

私はこの「ウルトラC的」に見える政策は、かなりの確率で実現可能だと思っています。科学の力に加えて生活習慣や社会構造の変化で、ある程度達成できると考えています。その自信の根拠は、そういう「ピンピンコロリ」的な生き方をする生き物のほうが、自然界では普通だからです。

戦後、間もなくの平均寿命は40歳代でした。誤解のないように加えておくと、これまでお話ししてきたように、ヒトは進化の過程で長い寿命を獲得しましたが、戦後に寿命が短かったのは、栄養状態の悪化や感染症などによるものです。

その後、栄養状態は改善し、さらに公衆衛生の向上や医学の進歩により、乳幼児や若年層の死亡率が激減して、現在の平均寿命は84歳です。わずか70年で平均寿命が2倍になっています。これは若い人が病気などで亡くならなくなり、天寿を全うできるようになったからです。天寿、つまりヒト本来の寿命が戦後急激に延びたわけではありません。

同じようなこと、つまり個人個人の寿命そのものは変わらなくても、高齢者層の病気を減らし、死ぬ直前まで元気に生きられるのではないかと思っています。まさに「ピンピンコロリ」的な人生です。そしてその元気な余生を、少しでも公共のために使ってもらえればいいのです。

不老長寿の最新研究

現在、世界中で老化研究が盛んに行われています。理由は日本に限らず多くの先進国で高齢者の健康問題が大きな課題になっているからです。加えて、不老長寿の実現は、宇宙旅行と同じぐらい人類にとっては大きな夢であり、科学の目指す一つの目標でもあります。誰でも健康で長生きしたいし、そのような気持ちになれる平和な社会を目指すのは当然のことです。

第3章でお話ししたように、老化の主な原因はDNAの傷で、これらが加齢とともに少しずつ蓄積して細胞の働きを悪くします。単純にDNAの修復機構をレベルアップさせればいいのですが、DNAが壊れて死ぬというのは、生命誕生から仕組まれている進化のプログラムなので、なかなか手強いです。しかもヒトの場合、すでに哺乳動物で最高のDNA修復能力を有しており（第3章、図3－5参照）、現状以上のレベルアップが望めるかどうかはわかりません。ただ、これが実現できれば、DNAの傷が関係しているがんや認知症は劇的に減らせる可能性があります。ヒトの寿命を、その限界の120歳くらいまで延ばせるかもしれません。

筆者らは現在、ゲノムの脆弱《ぜいじゃく》部位という、DNAが壊れやすい領域の研究をしています。脆弱部位では、DNAが異常構造を作りやすかったり、タンパク質が強く結合したりして複製がうまくいかず、DNAが切れやすくなっています。そのような「弱い」ところが全体の足を引っ張り、ゲノムの壊れやすさを決めていると考えています。たとえば、第3章で出てきたリボソームRNA遺伝子がその代表です。ここの部分をなんとか壊れにくくしてやれば、たとえ修復能力がすでに限界でも、ゲノム全体の壊れやすさを低下させることができ、老化を抑制し寿命延長効果が期待されます。

別の有望な方法に、こちらは老化の根本原因の解決ではないのですが、第3章でも触れた、老化症状を緩和させる「老化細胞除去」という方法があります。歳をとって肝臓や腎臓の調子が悪くなる一つの要因は「老化した細胞の蓄積」によるものです。「老化した細胞」は、先にお話ししたようにDNAの傷などで起こります。通常、そのような老化細胞は死んで分解したり（アポトーシス）、リンパ球に食べられたりして除去されます。この排除機構が加齢に伴ってうまく働かなくなり、老化した状態でそのまま肝臓や腎臓などの臓器に留まってしまうことがあります。

それら「残留老化細胞」は、繰り返しになりますが炎症性サイトカインという物質を出し続けます。炎症性サイトカインは、通常傷ついたりウイルスなどに感染した細胞が、周りの細胞に炎症を起こさせてリンパ球を呼び込んだり、細胞分裂を促して傷を修復し、組織を守る大切な物質です。それを出し続けることによって炎症が長引くと、臓器が正常に機能しなくなります。イメージ的には、赤く腫れっぱなしの状態のままです。さらに悪いことに、炎症性サイトカインは、がんの発生頻度も高めます。つまり「残留老化細胞」は、かなりの「悪者」なのです。

そこでこの悪役、残留老化細胞をうまいこと取り除けないかという発想になります。一つはp53というアポトーシス（細胞死）を引き起こす遺伝子を働かせて、自ら消えてもらう作戦です。これはゾウがなんで長生きかというところでお話ししました（第2章）。この方法は実際にマウスではうまくいっており（第2章、図2－3参照）、運動能力、腎臓機能、体毛などで老化症状の改善が見られています。

もう一つは、老化細胞を積極的に排除する方法があります。免疫作用を活発にしたり、残留老化細胞を標的とした抗体や化学物質で攻撃して壊したりする作戦が考えられます。こちらも、マウスを使った実験では老化症状が緩和されています。これらの方法がヒトに使えるようになるにはまだ時間がかかりますが、10年くらいのうちには実用化の目処がつく可能性があります。期待しましょう。

社会の力で元気を保つ

死ぬ間際まで老いの期間を元気で過ごすために、生命科学分野でできることについては私も含めた研究者が日々努力しています。それ以外にも方法があります。

ヒトは社会性の動物です。社会の中で進化して、メンバーとしての役割を担うことで生きる活力を得てきました。言ってみれば、ヒトは本来、みんなのためなら張り切れる動物なのです。少し生物学的に表現すると、進化には目的はないので、集団生活に適応した、他者と協力できる裸のサルだけが「選択され」、生き残ってヒトになれたのです。

ただ現在は、個人やプライバシーが尊重され、このような「協力する能力」に対する選択圧は弱くなってきているようにも思えます。「別に私は誰とも関わらずに一人でも生きていけますよー」と思っている方も少なくないのかもしれません。本当にそうでしょうか？

人には、自殺という行為が見られます。日本は残念なことに、先進国（G7）では自殺率が一番高い国です（図6－11）。

自殺は、他の生き物には通常見られません。「通常」というのは、過剰なストレスなどによる異常行動としてはあり得ると思います。生物には、生存本能や逃避本能があります。生物学的に言えば、生存本能や逃避本能があるものが選択されて生き残ってきました。ですので、自殺は人特有の「異常な死に方」と言うこともできます。

自殺の原因はさまざまです。「うつ」などの精神の病が関係している場合もあれば、生活の困窮や自身の健康不安などが原因の場合もあります。最近議論になっているのが、コロナ禍の影響です。旭川医科大学と北海道大学が、パンデミック前（２０１６年1月～２０２０年3月）とパンデミック発生後（２０２０年4月～２０２１年12月）の自殺率の変化から、「過剰死亡」――もしパンデミックがなければ起こらなかった可能性のある死亡者数――の推定値を算出しました。パンデミック期間の日本人の自殺者の総数は、男性2万２３０４人、女性1万１８３６人、そのうち過剰死亡数は男性１２０８人、女性で１８２５人だったそうです。男性で5・4％、女性で15・4％となります。やはり影響があったと思われます。

一人で悩まず誰かに相談するのが、自殺を防ぐ一つの有効な方法です。これは全くその通りだと思います。絶望や社会からの疎外感など、人と人との絆が弱くなったときに自殺を考えることがあるのかもしれません。ここでもまた、人生経験豊富なシニアの力が発揮

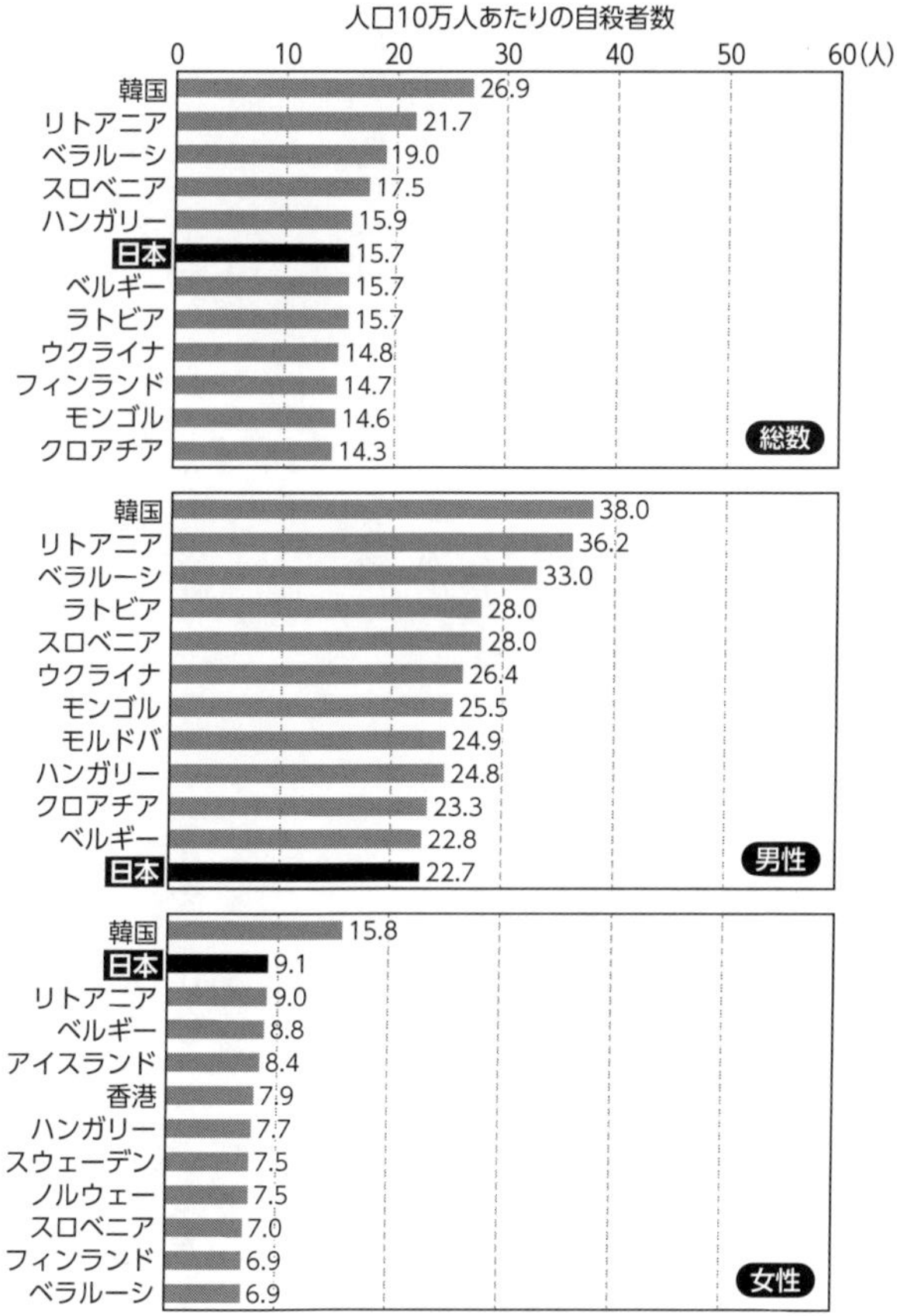

図6－11　世界の自殺率

1位から12位まで記した　*厚生労働省「令和4年版自殺対策白書」より

できる可能性があります。

シニアは、将来の自分の姿であり人生のモデルです。ここが社会の中でしっかりとその存在感を示せれば、「生きていればまだいいことがある」と思えるかもしれません。もちろんシニアだけではなく、人と人との絆を大切にする社会を作ることは、私たち全員の共通の目標であるべきです。

生態系から見た「引きこもり」の危険

自殺は極端な例ですが、「引きこもり」も同じような状況、つまり人と人との絆の減少などが引き起こしている場合もあります。特に社会や人との関わり合いを持てない、持ちたくない、というところは共通している部分もあると思います（図6－12）。別の見方をすれば、外に居場所がないと引きこもりがちになり、どこにも居場所がないと自殺につながることがあるのかもしれません。

生物学の視点で見ても、他者との関わりは重要なことです。いろいろな生物の関わり合いのことを生態系と言います。生態系は複雑、つまり生物同士の関わり合いが多いほど安定です。食べ物にしても居場所にしても多くのチョイス（選択肢）があったほうが、それぞれの生物が生き残れる確率が高くなるのです。ある生物、たとえばコアラが、別の種の一

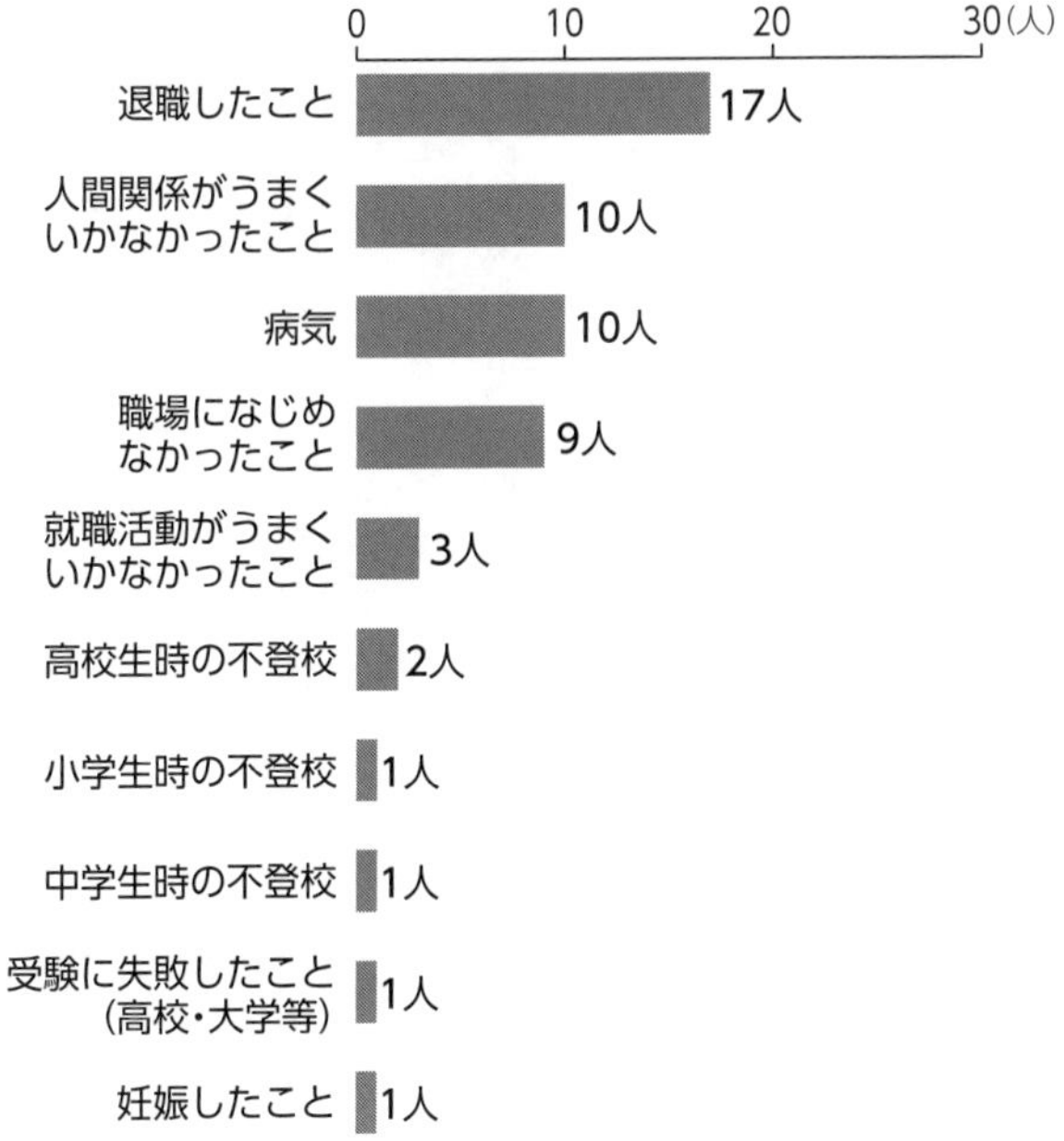

図6－12　引きこもりの理由

＊内閣府「令和元年版 子供・若者白書」をもとに作成

つの生物、たとえば植物のユーカリに依存して生きていた場合、その頼りにしている種（ユーカリの木）が山火事で絶滅したり手に入らなくなると共倒れになります。しかし、いろいろな種と関わり合いがあれば、絶滅を免れることができるかもしれません。

コアラは嫌々かもしれませんが、ユーカリがないときにはアカシアなども食べます。また、あまり知られていませんがコアラにも天敵（ワシ、ヘビ、トカゲなど）がおり、木から降りるのは大変危険です。このように食べたり食べられたりの関係を「食物連鎖」と言い、生態系を支える重要な「絆」の一つです。

多くの種が短期間に絶滅した場合には、チョイスがなくなって共倒れが頻発します。「絶滅のドミノ倒し」――つまり、依存していた種が絶滅した結果自身も絶滅、自身に依存していた種も絶滅し、絶滅の連鎖が広がります。ドミノがどこかの地域で収まらないと、地球規模の大量絶滅期に突入することになります。現在は、生物の多様性がかつてない速度で低下しており、生態系が薄くなってきています。大量絶滅期の入り口に入っている危険な状態だと私は考えています。

逆にいろいろな生き物と関わると、その分、たとえば食べられてしまうリスクも上がります。しかし、それを差し引いても自身が「生きるためのネットワーク」に組み込まれていることのほうが重要なのです。つまり食べることは、同時に食べられることを意味していますが、その関係がお互いの存在を支える重要な「居場所」でもあるのです。死は巡り巡って相互に利他的なのです。

人の話に戻ります。シニアが「集団」の中で自らの寿命を延ばしてきたのも「公共＝集団のため」という人の社会の中に居場所を見つけられたからです。居場所は、社会性の動物にとって生きるために必須な要素なのです。

成人で引きこもってしまう人は、子供のときに不登校だった傾向があるそうです。小中学校は最初の学びの場であり、社会のルールや基本的なことを教わる場所です。そこではまず、いろいろな個性を持った生徒が毎日登校できるような「多様性を許容する環境」を作ることが最重要でしょう。社会の在り方、家族の在り方は常に変化していきます。柔軟にその時代のニーズに合った学びの場が必要です。文部科学省が公表した最新の調査結果（2022年10月）では、小中学校の不登校の生徒は9年連続で増加し、10年前の約2倍（24万4940人）になっています。このまま増えていくのを黙って見ていることはできません。

シニアと学校教育

多様性を許容し、誰にも居場所がある学びの場を作るために、シニアが貢献できることは何があるでしょうか。登下校時に、ボランティアが交差点で交通整理をしながら生徒に声がけをしています。それ以外には、地域のお祭りなどの活動でジュニア（主には小学校の生徒さん）と一緒になることもあるでしょう。いずれも大切なことだと思いますが、お互いの関係性はそれほど強くはありません。できれば学校内でシニアの人が先生のサポートをするなどして、先生の手が回らないところを補助するのが一番有効でしょう。元教員や教育経験のあるシニアはもちろん、過去にご自身にも不登校の経験がある方も、大変な助けになると思います。シニアは人材の宝庫なのです。

地域のボランティアとしてシニアが子育て支援などを行っている例はすでにいくつかあり、成功しています。それに加えて、特に義務教育にシニアが積極的に参画することは、親や先生には難しいかもしれない個性の実現や相談相手としての「児童の居場所」の創出にも役立つ可能性があります。実際にはそんなに難しいことはありません。あらかじめ登録してもらったシニアに、「地域の教室」みたいなのを担当してもらえばいいのです。

以前から、警察官による交通教室や消防士による消火訓練などがありました。それと同じように職業体験や、専門知識のある方はそれを積極的にお話しすればいいのです。一人でやっても何人かでやってもいいと思います。街で会ったら挨拶できるような、シニアと生徒の関係が少しでも作れたら大成功です。人と人との絆が、きっと多くの人に新たな

「居場所」を提供してくれると思います。

これは、もちろんシニアにとってもプラスのことは多いです。バイト代も遠慮なくいただきしっかり納税しましょう。大きな声で話をしたり、子供と一緒に体を動かすのは健康にいいです。そして何よりも、これまでの経験や知識が役に立つのは嬉しいことです。生きがいは、老いを忘れさせる一番の特効薬です。また、忙しい先生方には手の回らない事柄でも、第三者の「地域のシニア」が間に入ることで、より余裕と幅のある教育が期待できます。

現在、初等教育現場は多くの課題を抱え疲弊しています。いじめ問題、モンスターペアレンツ、先生不足、などなど。教育現場へのシニア人材の投入は、一つの有効な解決策だと思っています。

老いずに亡くなる

さて、シニアが社会に対して人生最後にできる貢献は、人からは惜しまれながら、本人的には、苦しまずに「ピンピンコロリ」と亡くなることかもしれません。ヒト以外の体が大きい動物では、他の生き物から食べられたりしなければ、通常ピンピンコロリです。人のように病気で寝たきりになったりはしません。野生の動物は、心臓が弱って心不全で死ぬことが多いようです。

第3章でお話ししたように、哺乳動物は総心拍数に限界があり、それは20億回程度と言われています。実際に寿命が2〜3年のハツカネズミも、60年のアフリカゾウも、総心拍数は同じくらいです。つまりネズミの心臓は速く、ゾウのはゆっくりと動きます。心臓は言ってみれば消耗品なのです。

心臓の働きが悪くなると血圧が上がらなくなるので、元気がなくなりやがて死んでしまいます。ヒトも野生の動物のように心不全であっさり死ねるといいのですが、これは結構難しいのかもしれません。というのは、心不全で死ぬためには、死ぬ直前までよく動いて、心臓をよく使うことが必要だからです。実際に健康寿命が長い、つまりピンピンコロリで亡くなる方が多い地域は、農家など体を使い、しかも定年などがない職業の方が多いです。ピンピンコロリで亡くなるには体力が必要なのです。

悩ましいのは、平均寿命の延びとともに健康寿命も延びていきますが、その差は若干小さくなっているものの、あまり変わらないということです。つまり、寿命が延びても「不健康」期間が相変わらず10年程度あります（図6－13）。この差を縮める、つまり健康寿命を延ばしてピンピンコロリに近づけることが重要です。そのために、シニアになっても体を動かしたくなるような活動を続けるのが大切です。社会の中で役割を担い、公共的に活動

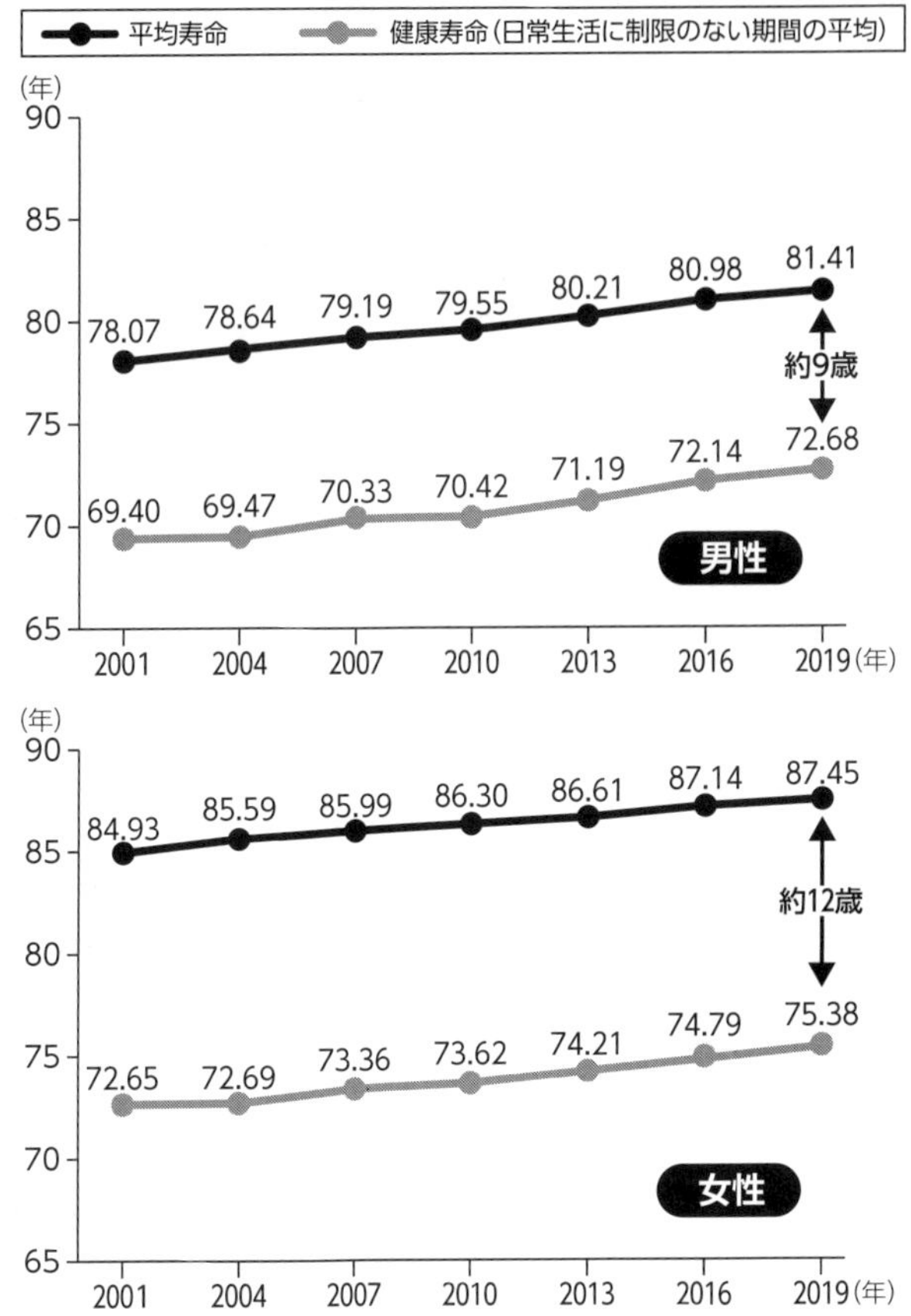

図6－13　健康寿命と平均寿命の差はなかなか縮まらない

*厚生労働省資料をもとに作成。平均寿命について、2010年は「完全生命表」より、それ以外は「簡易生命表」より

するのは、体を動かしたくなる動機としては、最高だと私は思います。

これまでお話ししてきたように、今後の日本の再興にはシニアの力が非常に重要だと思っています。そのためには何よりシニアが元気に活躍できることが必要です。制度的な制約をなくすことはもちろんのこと、「老い」をネガティブではなく、一つの「変化」と捉えて精神的にも肉体的にも「老いずに生きる」ことができれば素晴らしいと思います。

第7章　人は最後に老年的超越を目指す

生物学の視点から見た「死」の意味から始まり、なぜヒトだけに長い老後があるのか、またそこから導かれるシニアの役割の重要性などを熱く語って参りました。というのも、このまま少子高齢化が続くと、せっかくシニアのおかげで延びた寿命が、人類にとって有効に使われない、あるいはかえってマイナスに作用する可能性もあるからです。一つの解決策としては、初心に返り、公共的・利他的に老後を過ごすということが、もう少しあってもいいのではないかという提案もさせていただきました。

とはいえ、歳をとったらもっと楽に生きていきたいと思う方もおられるかもしれません。最終章となる本章を、ぜひ最後まで読んでみてください。生物の中で特に長い老後を獲得することになったヒトだけが得られる、特別なご褒美のような時間があったのです。

『老人と海』のサンチャゴの生き方

まずはこんな話から始めてみましょう。私は30代の頃、アメリカ東海岸に住んでいました。日本から来た友人らと一緒にフロリダの半島の先にあるキーウェストに何度か行ったことがあります。日本に置き換えて言うと、東京から沖縄に行くようなものです。実際、沖縄のように珊瑚に囲まれたきれいな島です。

キーウェストは、ヘミングウェイが『老人と海』を執筆した場所としても有名です。今

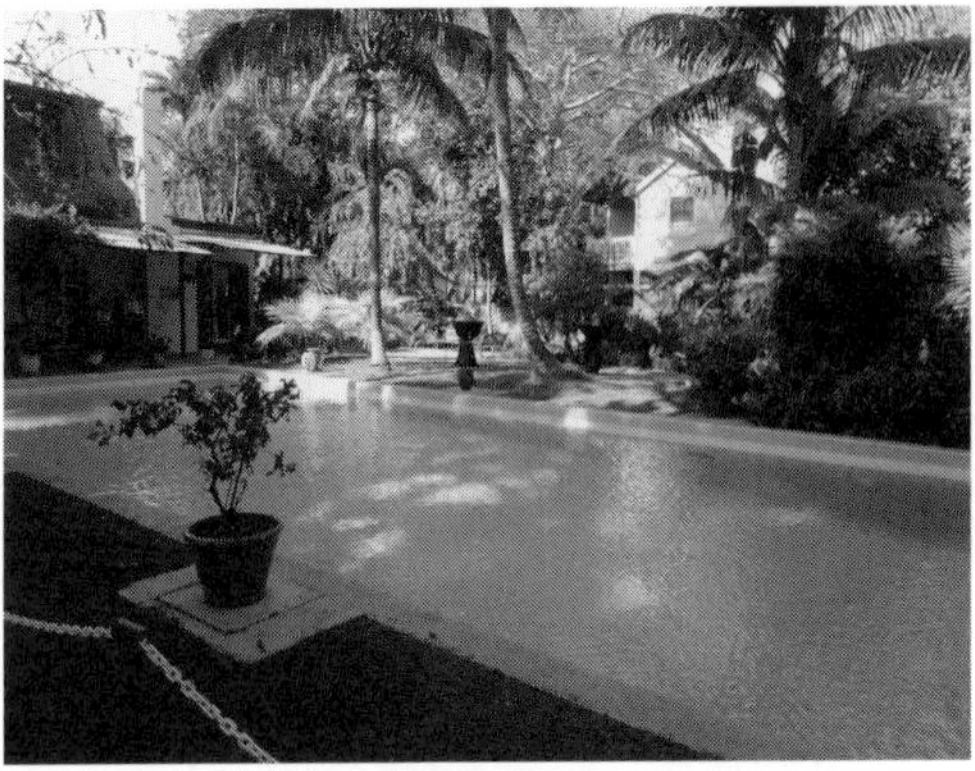

図７－１　ヘミングウェイの家のプール　*Abujoy

でも彼の自宅がそのまま博物館として保存されています（図７－１）。

ヘミングウェイの自宅の庭には、当時（１９５０年代）のキーウェストでは最大級の淡水のプールがあります。山のない島なので、淡水は海水を濾過して作ります。その装置は大変高価で、ヘミングウェイは財産のほとんどをそのプールに注ぎ込んだそうです。完成間近のプールサイドで、彼はポケットから硬貨を取り出し、

「もうこの１ペニー（１セント、約１円）しか残ってないよ」

と言って、建設中のプールサイドの乾きかけのコンクリートに１セント銅貨を押しつけたそうです。それがそのまま飾ってありました。

『老人と海』は読書感想文の課題図書の定番ですので、読んだ方も多いと思います。ネタバレにな

らない程度に簡単にまとめると、大体こんな感じです。

年老いた漁師サンチャゴは、獲物であるカジキマグロを敬愛し海に生きる男でした。そしてサンチャゴを師と仰ぐ少年マノーリンが漁を手伝っています。サンチャゴは若い頃には名の知れた漁師でしたが、晩年はふるわず、獲物が全く獲れない日もよくありました。仲間の漁師からは彼はもう終わったと言われ、マノーリンもいつしか他の船で働くようになりました。そんなある日、超大物のカジキが彼の仕掛けにかかりました。3日間の死闘の末、そのカジキを仕留めることに成功しました。このカジキとの命をかけたやり取りのシーンが、物語が一番盛り上がるところで素晴らしいです。やっとのこと捕獲に成功しましたが、カジキが大きすぎて船には乗せることができず、横に結びつけて港への帰りを急ぎました。その間カジキがサメなどに襲われ、港に着いた頃には、ほとんど骨だけになってしまっていました。サンチャゴは、特に落胆する様子もなく家に帰り眠りにつきます。若い頃にアフリカで見たライオンの夢を見て、物語は終わります。

主人公の心の動きというより情景の描写が多いので、読む人の捉え方でいろいろな解釈ができる本です。ヘミングウェイに怒られるかもしれませんが、ざっくり言ってしまえば、物語のテーマは「獲得と喪失」でしょうか。そこに「老いの悲哀」などを絡めることもできるかもしれません。

私は少し違う読み方をしました。サンチャゴは獲物の喪失には、大きな落胆はしていなかったと思います。それよりも、カジキと生きるか死ぬかの真剣勝負ができたことに対する幸福感に満たされていたと思います。ライオンの夢も人生で楽しかったシーンのリフレインだったのでしょう。この後悔しない前向きな精神と幸福感は、本書のテーマである「人の老いの意味」を考える上で重要なヒントになります。

老いの人生観

私の若き日のキーウェストの思い出から、老いの話に戻ります。ここまでで私が提案してきたことをざっくりまとめてみます。

①元気なときには、本能のおもむくままにやりたいことをやり（もちろん公序良俗に反しない範囲で）、

②老いを感じ始めたら、少しずつ中心を自分から周りに広げて（老いを感じる年齢は個人差があります）、

③「シニア」になり、無理のない範囲で公共に尽くし（選手兼コーチもＯＫ）、

④最後は皆に惜しまれて天寿を全うしてピンピンコロリと死んでいく（いつ死んでもいいようにご準備を）、

という考え方で生きるのはどうでしょうか、ということです。

人の社会を継続しようと思ったら、このような生き方は合理的だと思います。ただ難しいのは、③と④のシニアの生き様と死に方です。③については次世代の自由度を確保するために、自分たちがある程度調整役を担うことができるかどうかです。それがうまくいけば、過去の進化の歴史のように、社会が元気になり、シニアも元気になり寿命もまた延びる(?)可能性もあり、みんなハッピーになります。

しかし残念なことに、ヒトはそこまで賢明ではありません。昨今の国内外の情勢を見ても、当然シニアになっていてもおかしくない年齢の人たちが、なんでこんなことを言ったりやったりするのだろうかと、首を傾げたくなることがよくあります。年配になっても、若いときの価値観、つまり知識でもお金でも栄養でも、取れば取るほど自分が大きくなるという幻想から脱却できない人もいるのです。

もちろん全員がシニアになる必要もないし、シニアの域に到達する年齢に個人差もあります。一部の人は「プレーヤー」のままでもいいと思います。ただ多くの年配者はシニアになり、貯め込んだものを分配する役にならないと文化の継承はできないし、安定した社会もできません。貯め込んだ知識や経験は惜しみなく放出して、公共のために使うべきでしょう。

こんなことを言うと、なんかシニアってしんどい役だなと感じられた方もおられるかもしれません。このような公共的に生きるシニア人生には、最後にものすごいご褒美があるということを最後にお話ししたいと思います。

私たちは人工物の中で生きている

ご褒美の話の前に、これまでのお話から少し視点を変えて、知識や技術、文化の継承の大切さについてお話しさせてください。

私たちの周りを見回しても、何一つ何の加工もしないで利用されているものはほぼありません。衣食住はもちろん、仕事に必要なパソコン、移動手段の自動車や電車などなど、空気以外はほぼ人の手が加わっています。実は屋内にいる場合には、空気ですら温めたり冷やしたり浄化したりされています。

さてここからが本題ですが、それらの人工物あるいは多少なりとも人の手が加わったもの——たとえば食材など——の中で、自分が作れるものはどのくらいあるのかと考えてみたことはありますでしょうか？　実はこちらも、ほぼないことに気づきます。辛うじて魚を3枚におろすくらいはできますが、それでも魚屋さんのようにうまくはできません。一番よく使うパソコンは絶対に自分では作ることはできません。手の込んだプログラムも素人には無理です。これらは全て、専門の知識と技術を持っている会社なり人なりが、作ったり加工したりしたものです。私たちは、普段は人工物、人が手を加えたものの中で生きているのです。

人工物の中で生きているということは、人の文明にどっぷり浸かって生きているということです。もの以外でも、教育制度、政治、裁判、経済などなど。こちらも人が作り出した文明の一部です。これら全てを個人で理解し実施することは不可能なので、分業して行っています。そしてそのやり方は、教育という形で次世代に継承しています。

それにしても膨大な量なので、私たちは長いこと学校に通って基本中の基本のようなことを、主に小中学校、高校で学びます。少し専門的なことは、大学や専門学校や大学院で学びます。しかし、大人になってからも新しい技術や制度は次から次に登場するので、それらは学校では教わっておらず、自分で勉強しないといけません。要するに、文明の中で生きるとは、常に教えたり教わったり、学んだりの繰り返しです。文明を築くには膨大な量の知識や技術の継承が必要となるわけです。

ゼロに持っていく生き方とは

それだけたくさんのことを学んでも、死んだらゼロになります。

立花隆さんという著名なジャーナリストをご存じの方は多いと思います。立花さんは、元は政治関係がご専門で、元首相の汚職を暴いた『田中角栄研究』は特に有名です。この本が一つのきっかけとなり、政治家に対する見方が大きく変わったと思います。立花さんは最先端科学にも造詣が深く、宇宙開発、最新医療、脳研究など著書は多岐にわたっています。中でもノーベル生理学・医学賞を受賞した利根川進博士との対談本『精神と物質』は、私が若いときに影響を受けた本の一冊です。

晩年はがんに苦しまれましたが、がん治療の最前線をご自身の体験も含めてレポートしていた姿に、立花さんのジャーナリストとしての迫力を感じ、同時に感動しました。まさに「知の巨人」と呼ばれるのに相応しい方です。そのエネルギッシュな取材活動に加えて、東京大学では教鞭もとり、学生に自身の経験等を熱心に教えておられました。

立花さんが亡くなられたとき、残念な気持ちと感謝に加えて、少し不謹慎ですが「もったいない」と思ってしまいました。死んだら長年蓄えた知識がゼロになるわけです。それらがもっと学生や一般の人に伝えられたらどんなに素晴らしいかと思いました。

シニアになってきたら、新しいことを取り込むインプットも必要ですが、これまでの蓄積を吐き出すアウトプットのほうを多くしていくべきだと思います。そこには、単にネット情報の閲覧やチャットGPTのような対話型AIの返答とは違う、人から人にしか伝えられない、ある種の「本能を揺さぶるフェロモン」的な効果があるように思います。

　肉食の哺乳動物や鳥類では、子供が自分で餌をとれるようになるまで、親が獲物の小動物、たとえばネズミなどを捕まえて、一旦飲み込み、巣に帰ってきたらそれを吐き戻して与える給餌が観察されます。

　この給餌法は、子供の代わりに獲物をとってあげるという以外にも、いくつかの付加価値があります。たとえば食べやすいように噛み砕いたり、少しだけ消化して柔らかくしたり、さらに親の唾液で甘みを増して「おいしく」してあげる効果もあります。唾液に含まれるアミラーゼは、炭水化物を分解して糖に変えます。白米を噛んでいると甘くなるのはこのためです。

　幼い動物はその辺の生き物を見て、最初は「美味しそう」とは思わないかもしれません。ところが親から吐き戻してもらう食べ物は、あったかく愛情たっぷりで本当に美味しいのでしょう。この体験が、子供が自分で獲物をとってやろうというモチベーションにつながるのだと思います。

　私が子供の頃は人の親子でも、お母さんが少し噛んでから小さい子供に食べさせるような光景が時々見られましたが、虫歯菌、歯周病菌、ピロリ菌などの感染リスクがあるそうで、現在は奨励されていないようです。

食べ物は無理でも、「知識」を咀嚼して吐き戻すことはできます。多くの人にとって魅力が少なく興味が持てないと感じられることでも、見る人が見ればその奥深さや隠れた意味が引き出され、新たな面白さが付加されて人に伝えることができるのです。そういう情報や知識を咀嚼して吐き戻せる人が、真の知識人だと私は思います。

シニアの知識人は、どんどん公共のために吐き出すべきでしょう。多くの情報が溢れる現代社会において、真に価値のある情報をわかりやすく整理して、しかもバランス良く伝えられる人材は重要であり、シニアの、特に知識系のシニアの重要な公共的活動だと思います。死ぬまでに、世の中にはこんな面白いことがある、これは将来すごく役に立つなどの有益情報を全て吐き出して「ゼロ」になれたら素晴らしいと思います。

メタバースで生きていることの意味を知る

私はついこの間まで、超がつくくらい「新しもの好き」でした。実験の方法でもパソコンやスマートフォンのアプリでも、とりあえず新しいことはなんでも試してみる「好奇心の塊」でした。ちなみに子供の頃は「昆虫少年」に加えて「分解小僧」でもありました。家電が捨てられる大型ゴミの収集の日は、朝から大興奮で、テレビやらラジオやら捨ててあるものを片っ端から分解して中身を見るような子供でした。しかし最近は仕事量（主には雑用?）がかなり増えて、「新しもの好き」も「分解小僧」も鳴りをひそめています。昆虫少年はそこそこです。

要するに私は現在「つまらないおっさん」ですが、好奇心だけは依然旺盛です。最近興味があるのは、メタバース（仮想空間）です。メタバースでは、自分のアバター（分身）を作って、コンピュータの中の街で買い物をしたり遊んだりすることができます。ゴーグルをはめて手足にセンサーをつければ、自分が仮想の街で実際に動いているような感覚にもなれます。私は4年ほど前に工学部の学生さんが作ったものを体験させてもらったことがあります。そのときはメタバースではなくVR（バーチャルリアリティー、仮想現実）技術と呼ばれて、まだかなり試行段階にありました。それが、コロナ禍で人と人の接触ができないときに、一気に脚光を浴び進歩しました。

シミュレーションやゲームの需要に加えて、このVR技術で私がいいなと思ったのは、「居場所の創出」です。前章で、居場所がなくなることが引きこもりや自殺につながることがあるとお話ししました。本当は、現実世界でシニアやいろいろな人の助けを得て、居場所を作るのが一番いいのですが、とりあえずの緊急避難場所としてメタバースは使えると思います。自分のアバターに代わりに学校に行ってもらうのはどうでしょう。

もう一つ良いと思った点は、メタバースがバリアフリーであることです。そこでは年齢も性別も国籍も、社会的な立場も何も関係なく、完全なバリアフリーで人と関わることも可能です。そういう技術は今までになかったので、新しい「社会のシミュレーション」として大変興味があります。

バリアフリーの利点を活かして、もっと発展的に使う方法もあります。たとえば男性は女性に、若者は老人に、子供は大人に、マッチョな人は細身に、明るい人は少し暗めに、生徒は先生に、と、体験したことがない違った自分になってみてはいかがでしょう。それぞれの肉体や立場から解放されることで、現実の世界では味わえない発見が得られるかもしれません。

仮想空間で1回死んでみるのもいいかもしれません。生きていることの意味や大切さもわかるといいですね。そして何よりも大切なことは、仮想空間を出た後には、しっかり現実に戻り、その体験を活かすということです。仮想空間で居心地が良かったなら、きっと現実でも同じことができるはずです。仮想空間は、現実の世界でありのままの自分で生きるための、あくまでも練習の場なのです。

超高齢者だけが得られる価値観とは

仮想空間では、自分も含めて理想とする世界を作り、そこで楽しい体験ができるかもしれません。宇宙にだって行けます。現実の世界でも、そこまで完璧ではないにしても、努力次第ではある程度理想に近い世界を作ることができると思います。現実の世界では、それぞれの人にとって快適な居場所を作るお手伝いが、経験豊かなシニアにはできるのではないかと期待しています。たとえて言うなら、古い木や古い森のほうが、変動がなく安定している分、いろいろな生き物が安心して生息できる環境を提供できるようなものです。

さて、ここまではシニアに対して「ああしろこうしろ」と注文ばかりつけてきました。申し訳ない限りです。本当にすみません。「人生の黄昏時、最後は好きに生きさせてくれ」という声が聞こえてきそうです。「人生の黄昏時だからこそ、最後は世の中のために」というのが私のお願いです。

歳をとった経験がない若い人にしてみれば、歳をとること、つまり老いることは何もいいことのないように見えるかもしれません。体が弱って病気をしたり、見た目にもシワができたりします。さらに日本には少なからず年齢制限があり、歳をとるにつれて制度的にもできないことが増えていき、徐々に社会から隔絶されていきます。これらの状況証拠からすると、若い人の目には、歳をとることはさまざまなものを失うことであり、辛いことばかりのようにも見えます。それは本当でしょうか？

1「宇宙的・超越的・非合理的な世界観」
俗っぽいことには興味が薄い

2「感謝」
他者に支えられている認識と感謝の念

3「利他」
自分中心から他者を大切にする姿勢

4「肯定」
肯定的な自己評価やポジティブな感情

図７－２　老年的超越の心理的特徴
＊ラルス・トルンスタム（1989年）を参考に、著者が作成

１９８９年、スウェーデンの社会学者トルンスタムは、85歳を超える超高齢者の心理状態を分析し、意外な結果を得ました（図７－２）。

まず超高齢者の価値観ですが、彼によると、「物質主義的・合理的」な世界観から「宇宙的・超越的」世界観に変化する、と言います。簡単に言えば、普通の庶民的な「欲」が支配する世界から、神様のような大きな世界観へ変化するということです。もっと簡単に言えば、あれが欲しいこれが食べたい、この人と付き合いたい、こうしたら人よりうまくお金が稼げるなどの自己中心的な考え方がなくなるのです。

さらに超高齢者になると、他人を敬い感謝する気持ちが強くなるそうです。「どう

ぞ先に食べてください、必要なら私の分も差し上げます。私はそんなにお腹が空いてないので」という感じです。

また、自然や宇宙とのつながりを感じて孤独感は減り、肉体的な衰えや年齢制限でできないことが増えても落ち込まず、後悔もせず、くよくよもしなくなります。

そして重要なのは、死の恐怖も薄らぐそうです。成功や達成感を重視する若い頃とは異なり、穏やかな幸福感と自己肯定感に満たされるのです。

『老人と海』のサンチャゴは、獲物を失ったことに後悔も落胆もせず、ただ自然の中で生きているという「一体感」に幸福を感じていました。まさにその心境です。

日本でも、同様の研究が東京都健康長寿医療センターと大阪大学などにより行われました（2010〜2017年）。高齢者約3000人にインタビューし、トルンスタムとほぼ同じような結果を得ています。仕事を引退し体力が衰え始める60〜70代では、できないことが増えることに不安が募り、鬱々とした気持ちが高まります。ここを乗り越え85歳を過ぎたあたりからそれらの不安が減り、あるがままの状態を受け入れるようになるそうです。このネガティブをポジティブに転換する気持ちの切り替えは、大病や配偶者との死別など辛い経験をした人では、さらに強くなる傾向があるそうです。

この超高齢者の心理的特徴は「老年的超越」と呼ばれています。一見難しそうな言葉ですが、簡単に言うとこんな感じです。縁側でネコを撫でながら庭を眺め、のんびり一日を過ごし、人が遊びに来ると、あまり親しい人ではなくてもニコニコしながらお茶やお菓子を出し、話を聞いて励ましてあげる優しいおばあちゃん、おじいちゃんの心境です。一方でオレオレ詐欺に引っかかりやすいのも頷けます。これは要注意です。

「老年的超越」の生物学的な意味

超高齢者の決まった定義はなく、85歳以上くらいと考えたらいいと思います。超高齢者の心理的特徴は、もちろん個人差はありますが、全てを諦めて死ぬのを待つというような感じでは全くありません。逆に世の中を大きな視野で捉え、自分より他人（公共）を大事にし、反省よりも前進、明るく前向きな「安定感」を持ち、しかも幸福感に満ちている、一言で言えば「究極の人間性」です。

もちろん、超高齢にならなくてもこのような高尚な方はおられます。仏教では「煩悩を捨てる」ということが解かれていますが、それに通じるところもあるのかもしれません。

ただ、老年的超越に達した人と若くて高尚な人は、生理的な面での違いがあるように思います。若くて高尚な人、あるいはそうなろうと修行している人でも、生きることへの執着はなかなか捨て去れないと思います。お腹が空いたら食べたくなるでしょうし、自分がどうあるべきか、ということには関心があります。もちろんこれは悪いことでもなんでもなく、生き物としての「ヒト」の当然の欲求であり、これがないとそもそも生存できません。つまり、若くて高尚であることには相当な努力や我慢が必要だということです。

私の親戚に一人暮らしの91歳のおばちゃんがいます。過去には大病を患ったり、ご主人に先立たれたりしましたが、現在は極めてお元気で、小さな畑を耕し、春には筍を掘り、毎朝ゲートボールに出かけ、老人会の大会で優勝したりもしています。

私がそのおばちゃんに、

「おばちゃんは、いつも明るくて元気だね、その元気を分けてもらいたいくらいですよ」

と言うと、おばちゃんは、

「武彦さん、私はもういつ死んでもよかけん、そう考えたら気が楽よ」

とおっしゃいます。まさに老年的超越です。おばちゃんには長寿の世界記録（122歳）を塗り替えてもらいたいです。

老年的超越は、私の考えでは、すでに十分に生きて病気や困難も乗り越えて「いつ死んでも悔いはない」という心理的な安定感、「生の満腹感」と言ってもいいかもしれません、が根底にあるのだと思います。これは自然に得た心境で、ここまで生きた人のみが感じることのできる、ある意味ご褒美のようなものなのです。

ヒトは「反省するサル」でもある

老年的超越の生物学的な意味の続きです。ヒトは、霊長類では例外的な「裸のサル」だという話をしました。変異で体毛のほとんどが抜けてしまい、そこからさまざまな進化が展開されました。要するに、毛があったときにはなかった苦労が生じて、それが進化の選択圧として働いたのです。たとえば、お母さんの体毛が抜けて赤ちゃんが自力でしがみつけなくなりました。そのため、お母さんが抱っこしないとならなくなって、子育てが大変になったというお話を以前しました（第4章）。そこでおばあちゃんが大活躍するようになり、結果的に長生きのおばあちゃんがいる家庭が繁栄し、寿命が延びました（長寿化の「おばあちゃん仮説」）。

また、赤ちゃんを両手で抱っこして移動するためには、2本足で歩くことも必要だったと思われます。その結果、2足歩行も同時に進化しました。2本足で歩けると、いろいろなものが両手で運べるようになり便利です。それ以外にも、毛がないと寒いので暖を取るため家を作り、火をおこし、服を編むようにもなりました。そんなさまざまな能力が、毛がなくなったために必要になり、そういうことができるサルが進化してヒトになったのです。

もう一つ特殊な「サル」として、ヒトの精神面での特徴があります。それは、ヒトは「反省するサル」でもあるということです。個人差はありますが、ヒトはとにかくよく反省したり後悔したりします。たとえば私の場合、学会などで発表した後に、質問が少なければ聞いている人にうまく伝わらなかったのかなと反省し、逆に質問がたくさん出たときには、あの質問に対する回答は適切だったのかと、また反省します。「あー発表が終わった、やったー」という達成感や満足感は数秒のうちに消え去り、その後に長い反省の時間が訪れるのです。

若いときは楽しいことが多いのですが、それらの感情はすぐに忘れ去られてしまいます。そのため、また楽しいことをやりたがるのです。もちろんいつも楽しいわけではなく、失敗もたくさんあるし、喧嘩もします。そしてその後、必ずと言っていいくらい後悔の念が訪れます。「あのとき、もっと考えて行動すればよかった」とか「彼の言い分にも確かに一理あったな」とか。通常は後悔している時間のほうが、楽しい時間よりずっと長いです。また、よく覚えてもいます。これは非常に重要なヒトの特性で、後悔や反省が「学習」となり、ヒトを成長させ、進歩させているのです。進化的に言えば、反省することができるサルが、知能を発達させヒトになったのです。

老年的超越の話に戻ります。もうおわかりのことと思いますが、老年的超越とは、超高齢になり反省や後悔をし尽くして、もう必要がないという段階にやっとたどり着いた状態なのかもしれません。別の言い方をすれば、老い先がそんなに長くない超高齢者にとって、自身の成長はもう必要なく、ただ楽しい気持ちでいればいいのです。これは死期が近づいた人だけに与えられた「特権」のようなものですね。「反省するサル」から反省する必要がなくなった「幸せなサル」になれたわけです。

もちろんそこに至る最後の段階、つまり70～80歳くらいが人生で一番きついかもしれません。病気もするし、まだ超越していないので、今死んだらどうしようと不安にもなります。愛する人との死別もあるかもしれません。この辛い時期は、それまで培ってきたものをフルに使い、家族や周りに助けてもらい、自分のためではなく公共的に生きるためと考えて、乗り切りたいところです。また、周りの人もこのあたりのご年齢の方をどうぞ優しい目で見てあげてください。

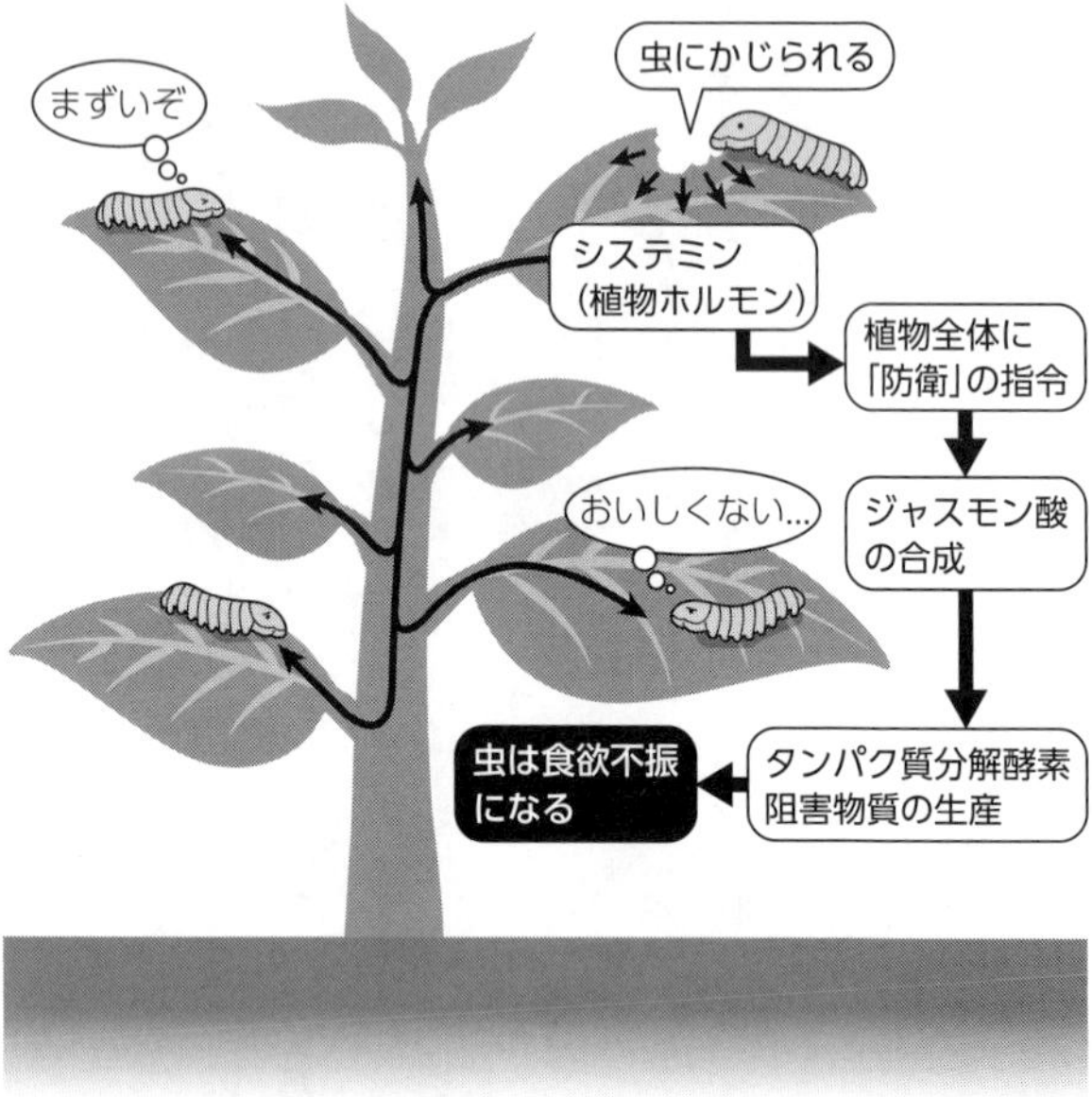

図7－3　植物の防御反応

虫が植物の葉をかじると、植物はシステミンというホルモンを全身に分泌する。システミンは、ジャスモン酸という昆虫の消化酵素を妨げる物質を生成する

老年的超越を目指して

ヒト以外の動物も、死を避けるように進化してきました。繰り返しになりますが、進化には将来こうなろうというような「目的」はないので、正確には、「死ぬことをなるべく避けようとするものが結果的に生き残ってきた」という言い方が正しいです。つまり生存本能やそのための逃避行動は、多くの生物に備わっています。

自ら動いて逃げられない植物も、昆虫に葉っぱをかじられると、そこからシステミンという植物ホルモンを全身に分泌して防衛態勢に入ります。システミンは昆虫の消化酵素を妨害する物質（ジャスモン酸）を葉っぱに作らせ、昆虫の食欲を無くさせてしまいます。つまり、食べられないようにしてしまうのです（図7－3）。

よく葉っぱに何ヵ所も虫食いの穴が開いているのが見られますが、おそらく青虫が葉っぱを食べ始めてしばらくすると「あれ、まずくなってきた、おかしいな」と思い、別のところに移動してまたかじるも、やっぱりまずい。また、移動して別のところみたいな「ちょこっと喰い」を繰り返した結果なのかもしれません。

ヒト以外の動物は、寿命が短かったり、食べられてしまったり、死はより身近なイベントです。それに対してヒトは、医療従事者でもない限り、目の前でヒトが亡くなるのを見ることはあまりありません。社会性の生き物であるヒトは、集団として進化し生き残ってきた、何よりも「絆」を大切にする動物です。そのため、コミュニケーション力や共感力などにより、他個体との関係を保つ能力に長けています。他人の気持ちがわからないと集団は維持できませんからね。

特に集団の基本単位である家族の絆は絶大です。寿命の延びと比例して、家族が一緒に過ごす時間が増えました。養育期間も長くなり、親子の絆もさらに強くなりました。そして絆が強くなればなるほど、その喪失による精神的なダメージは大きくなります。親や家族が死んだらものすごく悲しいのです。そして死にゆく本人にとっては、その強い共感力と想像力により、この悲しさを自分が死んだら子や配偶者に与えると思うとなおさら辛いのです。この家族にこんな苦しみを与えたくないという気持ちが、死に対する恐怖をさらに増大させるのです。

私は、死んでいく当人にとって、この死への恐怖心から解放される一つの方法が老年的超越だと思っています。超越するところまで生きられれば、最低でも本人は大きな後悔なく死んでいくことができるように思います。もちろん家族の側の悲しみは変わりませんが、それは人という愛情深い生き物の宿命であり、しょうがないことです。本人が安らかな気持ちで死ねたということ、十分に長生きできたということが、家族や愛する人にとっての多少の励ましにはなると思います。

なぜヒトだけが老いるのか

「老年的超越を目指して、そこまで長生きを」と言われても、誰でも簡単にというわけにはいきません。個人としては、これまで述べてきたように社会との絆を大切にして、公共の精神で「人のため」と思って生きていくしかありません。社会としては、まずみんなが長生きした場合に、社会制度を維持できるかという問題もあります。

これまで述べてきたように、全体の負担を増やさずに高齢者を支える方法の一つは、社会のために貢献するシニアの数を増やすことです。元気な人は、年齢に関係なく働いて多少なりとも税金を納める。税金を納めなくても公共的な精神を持って、シニアとして社会と関わっていくことが大切です。

繰り返しになりますが、何歳になったら働けない、社会の一線から退かなければならないようなシステムは、結局のところ誰のためにもならないと思います。社会全体で老年的超越まで頑張ろうという空気ができれば素晴らしいと思います。誰でも最後は歳をとり死んでいくのですから、幸せな死に方を社会全体で目指したほうがいいに決まっています。

そして周りの人も、シニアに対する敬愛の念、先に旅立つものに対する尊敬を決して忘れてはいけないと思います。自分たちの親であり、祖父母であり、自分の存在の源なのですから。

「裸のサル」として誕生したヒトは、社会の中で進化してその集団の維持のためにさまざまな機能を獲得しました。中でもヒトを人たらしめたのは、人と人との絆をつなぐ共感力であり、さらには他者を思いやる利他的で公共的な精神でした。それらの性質のおかげでヒトだけが老いることを許され、長い寿命を手に入れることができたのです。ただ同時に、老いて徐々に死に近づくという恐怖も生まれました。しかしよくできたもので、最後の最後までいけば、老年的超越により、安らかな気持ちで死ぬことができるのです。ここまで生きるのが一つの目標ですね。

なぜヒトだけが老いるのか。それは死を意識し公共を意識するためです。死は何のためにあるか。それは進化のためです。進化は何のためにあるのか。それは私たちも含めた地球上の全ての生物の存在理由なのです。

超越の先に見えるもの

この本の最初にも書きましたが、私は59年前に横浜の日吉という町で生まれました。憶えていませんが、生まれたときにおそらく、

「ここはどこ、ぼくは誰？　みんなは誰？」

　と思ったはずです。不安でいっぱい泣いたと思います。そのうちに諦めて、

「今はわからないけど、きっとここにいる周りの人たちは、ぼくが誰で、なんでここにいるのか知っているに違いない、だってぼくをここに呼んだのはこの人たちでしょう」

　と思ったはずです。


　そして、その答えはわからないまま、今まで来ました。おそらく死ぬときにもわからないと思います。ただそのときに思うのは、布団に横たわり薄れていく意識の中で、

「結局ここはなんだかわからなかったけど、楽しく幸せな時間が過ごせたな、みんなありがとう。なんかこれまで出会った全ての人と、周りの自然や生き物と、みんなとこれからもずっとつながっていられる感じがする。そしてまたみんなと会える気がする。その日までさようなら」

　やがて目も見えなくなり、私を呼ぶ声も遠ざかり、ただただ幸せな気持ちに包まれて、ここはどこだったのか、私は誰だったのかなどはどうでもよく、宇宙そして全ての生き物とのつながりを感じながら、旅立つというより、元いた場所に戻る安堵感に包まれて、長い眠りにつくのです。また目覚める日を夢見ながら。

おわりに――幸せについて

私は生物学者で、細胞の老化の研究をしています。夢として、老化が起こらないで、誰でも健康に長生きできる社会になればいいなと思っています。こんなことを言うと、長生きなんかしたくないとか、高齢化社会は人類滅亡の始まりだとか言われる方もいるかもしれません。それぞれご事情があって、そのようなお考えが出てくるのだと思います。幸せでなければ生きている意味はないと思われる方も、少なからずおられるのも理解できます。それでは、幸せってなんでしょう？　人生における「幸せ」の変遷を見てみると、

・子供の頃は何をやっても楽しいです。見るもの全てが新鮮です。幸せ！
・思春期には自分について考えます。異性についても考えます。友達といるのが何より楽しいです。悩みもありますが、多くは時間が解決してくれます。幸せ！
・成人は仕事が楽しいです。ガンガン新しいことに挑戦し世界を変えてください（もちろんいい方向に！）。社会の中心はあなたたちです。幸せ！

さて、ここまではある意味、生まれたときの勢いそのままに進んでこられる、多くの動物にも共通した「既定路線の幸せ」です。ヒトの場合はここからが長いです。人生の後半は人にしかない「幸せ」を見つけることになります。

本書では、ヒトにしかない老後を、社会との関係を維持しつつ公共的に生きてみるのはどうでしょうかと提案しました。もちろんお友達や夫婦で旅行したり趣味を極めたりするのは、大変結構だと思います。ただそういう「やりたいこと」は、我慢しないで若いときからガンガンやりましょうよ。そっちのほうが絶対に楽しいです。

老いを感じたら、少しずつ自分のために使っていた時間を社会のため、次世代のために使うのは、それまで楽しく生きてきた人ほど、幸せに感じられることだと思います。だってヒトは共感の生物ですよ。自分が楽しかったことを共有し合えたら、こんなに素晴らしいことはありません！　すごく幸せ！

そしてこの「シニアの活躍」が人の寿命を延ばしてきたのです。楽しいことを次世代と共有し、幸せを感じられるように、健康でいましょう。がんや認知症などが襲ってくるかもしれませんが、周りに助けてもらって集団の力で乗り切りましょう。そして最後は自然と宇宙と自分とのつながりを感じながら、「超幸せな気分」で長い眠りにつけたら最高に幸せです。

本書を書くにあたって、多大なるご助言をいただいた講談社の家田有美子氏、篠木和久氏、青木肇氏に心より感謝いたします。

N.D.C. 460　222p　18cm
ISBN978-4-06-532640-4

図版作成：中川 啓

講談社現代新書　2707

なぜヒトだけが老《お》いるのか

二〇二三年六月二〇日第一刷発行

著　者　小《こ》林《ばやし》武《たけ》彦《ひこ》　© Takehiko Kobayashi 2023

発行者　鈴木章一

発行所　株式会社講談社
東京都文京区音羽二丁目一二―二一　郵便番号一一二―八〇〇一

電　話　〇三―五三九五―三五二一　編集（現代新書）
〇三―五三九五―四四一五　販売
〇三―五三九五―三六一五　業務

装幀者　中島英樹／中島デザイン

印刷所　株式会社新藤慶昌堂

製本所　株式会社国宝社

定価はカバーに表示してあります　Printed in Japan

「講談社現代新書」の刊行にあたって

教養は万人が身をもって養い創造すべきものであって、一部の専門家の占有物として、ただ一方的に人々の手もとに配布され伝達されうるものではありません。

しかし、不幸にしてわが国の現状では、教養の重要な養いとなるべき書物は、ほとんど講壇からの天下りや単なる解説に終始し、知識技術を真剣に希求する青少年・学生・一般民衆の根本的な疑問や興味は、けっして十分に答えられ、解きほぐされ、手引きされることがありません。万人の内奥から発した真正の教養への芽ばえが、こうして放置され、むなしく滅びさる運命にゆだねられているのです。

このことは、中・高校だけで教育をおわる人々の成長をはばんでいるだけでなく、大学に進んだり、インテリと目されたりする人々の精神力の健康さえもむしばみ、わが国の文化の実質をまことに脆弱なものにしています。単なる博識以上の根強い思索力・判断力、および確かな技術にささえられた教養を必要とする日本の将来にとって、これは真剣に憂慮されなければならない事態であるといわなければなりません。

わたしたちの「講談社現代新書」は、この事態の克服を意図して計画されたものです。これによってわたしたちは、講壇からの天下りでもなく、単なる解説書でもない、もっぱら万人の魂に生ずる初発的かつ根本的な問題をとらえ、掘り起こし、手引きし、しかも最新の知識への展望を万人に確立させる書物を、新しく世の中に送り出したいと念願しています。

わたしたちは、創業以来民衆を対象とする啓蒙の仕事に専心してきた講談社にとって、これこそもっともふさわしい課題であり、伝統ある出版社としての義務でもあると考えているのです。

一九六四年四月　野間省一